極論で語る総合診療

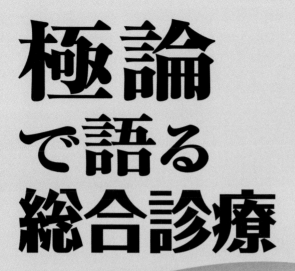

Mount Sinai Beth Israel
Japanese Medical Practice
桑間雄一郎 著

慶應義塾大学 循環器内科
香坂 俊 監修

丸善出版

監修者・まえがき

> きょくろん【極論】
> （1）極端な議論．また，そのような議論をすること．極言．
> （2）つきつめたところまで論ずること．
>
> ［大辞林 第二版（三省堂）より］

桑間先生からこの『極論で語る総合診療』の初校ゲラを受け取った時，自分は

これは【すごい本】になるだろうな

と思った．もともと外科医の先生が，内科や皮膚科のことを書いているということがそもそも驚きなのだが，他の「極論で語る」シリーズと同様，エビデンスの追い方も容赦ないし，日米の医療を両方経験されている立場ならではの視点というのも，斬新だ（このあたりは他の「極論で語る」シリーズと共通）．しかし，自分はそのことよりも何よりも，おもいきった「線の引き方」が「すごい」と感じた．

例えば，整形の2章を見てみれば，「安静指示だけ，それでいいのです」と書いてあるし，皮膚の6章に至っては「ワインテイスティングせよ（＝自力でアトラスを見ろ）」とある．

このことを批判しているのではない．むしろ自分は，こういういかにもアメリカ的で，スパッとした割り切り方が大好きだ．とても【極論】らしい．また，近くにあるものは（専門家でもウェブでも）なんでも使え，というのは，総合診療を行う者として，極めて現実的なスタンスではないだろうか？

いま日本でも総合診療のあり方が随所で議論されているが，

- **どの領域をカバーすべきか（内科と小児科と婦人科？）**

あるいは

- **どの隙間産業(ニッチ)を狙うか（不明熱や不定愁訴？）**

といったところに話題が集中しているように思える．桑間先生のスタンスは，「見切る」というところがスタート地点となっており，あくまで**80％の患者さんはすべて専門家と同じようにしっかりと問題を解決する**ことがゴールなのである（すべての問題を解決することをターゲットとしていない）．この考え方は，総合診療を志す学生や若い先生方から無用の緊張感をとりのぞき，また患者さんにとっても「優しい」考え方なのではないかと自分は思っている．誰でも自分の専門ではないと突き放されるよりも，ここまでならば専門家と同じように対応できますよ，といってもらえるほうがうれしい．

ところで，この本の原稿が揃った最後の段階で，桑間先生と意見を交換していくうちに各章から「科」という単語を取り払うこととなった（皮膚科は「皮膚」となり，耳鼻科は「耳＆鼻」となった）．ほんの思いつきであったのだが，桑間先生からは「それこそ自分の総合診療のビジョンに近い！」といっていただけた．このことと同じように，この本そのものが既存の「科」の枠組みを取り払い，「それらしい」総合診療への道筋をつけてくれることを期待したい．ぜひ多くの方々に手にとってもらい，外来や病棟での身近な羅針盤として活用していただければ幸いである．

2016年5月吉日

監修者　香坂　俊

著者・まえがき

　多くの臨床医が，自分の得意や不得意な領域にかかわらず，いろいろな種類の病気を診療することになるのが現実です．しかし，総合診療を高いレベルで自信をもって提供するために，いろいろな専門領域のすべてを入念に習熟することは不可能で，途方に暮れてしまいます．本書の狙いは，「たくさんの専門領域を完全に習熟することは，総合診療には必要ない」ことを示すことにあります．つまり「**最も頻繁に遭遇する病気**だけを，各専門領域から厳選して勉強するだけで十分である」ことをメッセージとして伝えたいのです．総合診療に携わる医師は，**最も頻繁に遭遇する病気**についての専門家になればよいのです．

　多くの臨床医が何らかの専門家になる修練を積むことが多いのですが，臓器別の専門領域のトレーニングでは，その領域の難病，奇病，珍しい病気を習熟するために，さらには基礎医学の実験を何年もしながら博士論文を仕上げたりするのに労力を使います．しかし，その専門領域の**最も頻繁に遭遇する病気**だけをしっかりと勉強し，その病気への臨床診療能力だけを磨くのであれば，大した労力を使わずに済みます．そして，余った労力をほかのさまざまな専門領域の**最も頻繁に遭遇する病気**への臨床診療能力向上に使えば，目の前にどんな患者さんが現れても，まあまあ高いレベルで自信をもって診療を提供できる，有能で頼りがいのある「ドクターG（総合診療医）への道」が開けるでしょう．

　各章で取り上げた話題は，筆者がニューヨークの教育病院内にある診療所での15年間の総合診療で，**最も頻繁に遭遇する病気**として厳選したものです．臨床的に意義の高い知見は，専門家でさえ参考にしたくなるようなものを積極的に取り入れてあります．論ずることそのものを目的としたような難解な検査や病態ではなく，医師でない人が読んでさえ理解しやすい，そして臨床的に役立つ情報だけを取り上げることで，流れるように読み進めていける文体を目指しました．

総合診療にかかわる多くの医師が，苦なく読み進め，読み終わったあとで，診療に対する不安が薄まり，そして自信が湧いてくるようであれば，筆者がこの本を書く目的が達成されたことを意味します．そうなることを願って止みません．

　なお，正式な専門医トレーニングを受けていない，何の権威もない私ひとりがすべての章を勇気を振り絞って執筆しましたので，専門家の観点では眉をひそめたくなる記述もあってしかるべきと存じます．【極論】で語っているのだから許してという言い訳，さらにはなるべくエビデンスベースで臨床データを重要視する立場での記載になっていることをご理解いただきたいと思います．赤っ恥をかいてまでも広い領域を執筆した勇気を，ぜひとも寛大に受け止めていただければうれしく存じます．広い領域を診療する勇気を伝えることで，**最も頻繁に遭遇する病気**についての専門家が，将来たくさん生まれることを楽しみにしています．

2016年5月吉日

著　者　桑間　雄一郎

執筆者紹介

■執筆者

桑間　雄一郎　米国マウントサイナイ・ベスイスラエル日本医療部門
　　　　　　　東京海上記念診療所　メディカルディレクター
　　　　　　　米国マウントサイナイ・アイカーン医科大学　准教授
　　　　　〔略歴〕1987年　東京大学医学部卒業
　　　　　　　　 1987年　東京大学医学部第1外科
　　　　　　　　 1993年　米国ベスイスラエル・メディカルセンター
　　　　　　　　　　　　　内科レジデント
　　　　　　　　 1996年　American Board of Internal Medicine（ABIM）
　　　　　　　　　　　　　内科医認定
　　　　　　　　 1997年　東京海上日動メディカルサービス
　　　　　　　　　　　　　東京大学医学部外科　非常勤講師
　　　　　　　　　　　　　日本医師会総合政策研究機構（JMARI）
　　　　　　　　 2000年〜　現職
　　　　　　　　 2011年　米国アルバートアインシュタイン医科大学　准教授
　　　　　　　　 2014年〜　米国マウントサイナイ・アイカーン医科大学　准教授

■監修者

香坂　俊　　慶應義塾大学医学部循環器内科　専任講師
　　　　　　同　医療科学系大学院臨床研究・統計部門プログラム責任者
　　　　　〔略歴〕1997年　慶應義塾大学医学部卒業
　　　　　　　　 1999年　米国セントルークス・ルーズベルト病院
　　　　　　　　　　　　　内科レジデント
　　　　　　　　 2003年　同　チーフ・レジデント
　　　　　　　　 2004年　米国ベイラー医科大学 Texas Heart Institute
　　　　　　　　　　　　　循環器内科フェロー
　　　　　　　　 2006年　米国コロンビア大学循環器内科　スタッフ
　　　　　　　　 2008年　慶應義塾大学医学部循環器内科
　　　　　　　　 2014年〜　東京大学医療品質評価学講座　特任准教授（併）

目 次

■ **1章　消化器 [Gastroenterology]** ─────────── 1
　極論1　腹痛は"4つの軸"で分析する　1
　極論2　腹痛の位置情報は「3×3」に分解できる　5
　極論3　急性胃腸炎はまずウイルス性　14
　極論4　肝硬変も90％がウイルス性（C型70％，B型20％）　15

> コラム1　内臓痛と体性痛の区別　4
> コラム2　憩室炎の原因　9
> コラム3　腹壁の痛みと内臓（腹膜）の痛みの区別　11

📖 Dr. 桑間の寺子屋「総合診療」　よくある痔疾患―「お尻が痛い」という主訴―　23

■ **2章　整形 [Orthopedics]** ───────────── 26
　極論1　腰痛や頚部痛は保存的治療が基本　26
　極論2　総合診療医が対応する上半身疾患は5つ　30
　極論3　総合診療医が対応する下半身疾患は7つ：
　　　　　すべて最初は保存的に　36
　極論4　骨粗鬆症では骨密度以外の危険因子への対処が大切　44

■ **3章　神経 [Neurology]** ───────────── 49
　極論1　THUNDERCLAP HEADACHEでは，くも膜下出血を見逃すな　49
　極論2　慢性頭痛は片頭痛の除外から　53
　極論3　脳血管障害を疑うには
　　　　　両上肢挙上テスト，前腕回転テスト，指タップテスト　57
　極論4　めまいではバラニー試験（Dix-Hallpikeテスト）を是非覚えよう　62

> コラム1　脳動脈瘤を見つけたら……？　56

■ 4 章　循環器 [Cardiology] ---------- 68

- 極論 1　高血圧症の治療は血管の老化対策　68
- 極論 2　胸痛患者への問診は「睾丸を打ったような（または月経時のような）痛みですか？」　76
- 極論 3　不整脈は脈拍数と青・黄・赤信号で分類　80
- 極論 4　弱った心臓を診察で感じ取る　87

> コラム 1　血管の老化とスタチンによるコレステロール管理　75

■ 5 章　内分泌・代謝 [Endocrinology] ---------- 97

- 極論 1　ヘモグロビン A1c 値のゴールは 7% を目安に　97
- 極論 2　糖尿病管理は 10 か条　100
- 極論 3　甲状腺疾患は性質(たち)がいい　110
- 極論 4　大きな目で見りゃ，どのダイエットも同じ　116

> コラム 1　ダイエットと運動による減量を成功させるために　120

■ 6 章　皮 膚 [Dermatology] ---------- 123

- 極論 1　皮疹はワインのように分析する　123
- 極論 2　皮疹の分布から鑑別をしぼり込め　126
- 極論 3　全身の発疹の多くは経過観察　134
- 極論 4　知っておくと便利な皮膚疾患の宝石箱　まず 10 の疾患からマスターする　138

> コラム 1　皮膚診療とワインの関係　125

📖 Dr. 桑間の寺子屋「総合診療」　皮膚膿瘍の切開　150

7章　呼吸器 [Pulmonary Medicine] ……… 151

- 極論1　肺炎はキホン「原因不明」　151
- 極論2　喘息は吸入ステロイドを上手く使う　158
- 極論3　長期の咳の標的はタバコ・逆流性食道炎・喘息・後鼻漏・百日咳　164
- 極論4　肺がん検診の効果は微妙，とにかく禁煙　170

> コラム1　医師の勘(アート)：肺炎を見つける条件は「のど痛なし ＆ 鼻水なし」　156

8章　感染症 [Infectious Disease] ……… 175

- 極論1　かぜ症候群はライノウイルス　175
- 極論2　複数の症状が存在すればウイルス，1つなら細菌　179
- 極論3　膀胱炎は3～5日，腎盂腎炎は7日間で治療　183
- 極論4　ヘルペスウイルスは抗ウイルス薬を「上手く」使う　187

> コラム1　抗菌薬の弊害　178
> コラム2　溶連菌咽頭炎の診断スコア（Centor Score）　181
> コラム3　プロバイオティクスの効果　187
> コラム4　単純ヘルペスウイルス感染治療の未来　190

📖 Dr. 桑間の寺子屋「総合診療」　たくさんの種類の予防接種を同時に受けてよい⁉　193

9章　泌尿器 [Urology] ……… 194

- 極論1　顕微鏡的血尿にびびることなかれ！　尿検査だけで動かない　194
- 極論2　「腹圧性尿失禁」vs「切迫性尿失禁」は必ず見分ける　198
- 極論3　前立腺肥大は大きさではなく症状で対処　201
- 極論4　前立腺がんでもガーンと思うな！　203

📖 Dr. 桑間の寺子屋「総合診療」　卵巣がん検診はすべきでないって本当なの？　207

■ 10章　血　液 [Hematology] ―――――――――― 209

極論1　貧血は「鉄欠乏」かそうでないか　209
極論2　ヘモグロビン値のターゲットは低く，7〜8 g/dL　212
極論3　血小板数のターゲットも低く，2万〜3万/μL　216
極論4　原因不明の局所リンパ節腫脹は1カ月経過観察　218

■ 11章　耳 & 鼻 [Ear and Nose] ―――――――――― 223

極論1　突然の感音性難聴はステロイド　223
極論2　滲出性中耳炎は耳抜き，急性化膿性中耳炎は抗菌薬　227
極論3　外耳炎のマネージメントは重症度ごとに　230
極論4　アレルギー性鼻炎は，経口脱感作療法の時代へ　233

　📖 Dr. 桑間の寺子屋「総合診療」　赤ちゃんの食物アレルギーは気にするな！?　237

■ 12章　眼 [Ophthalmology] ―――――――――― 239

極論1　ものもらいの基本は自然治癒　239
極論2　赤目（あかめ）は結膜炎と眼内炎症を区別　243
極論3　新たな飛蚊症（ひぶんしょう）とピカッは網膜の緊急疾患
　　　　すぐに眼科へ紹介　247
極論4　糖尿病網膜症の診断は眼科医に依頼が基本
　　　　されど何を探すか知っておくとカッコイイ　249

　コラム1　直像検眼鏡はめだまでキス　251
　コラム2　まぶたのピクピクはまず自然治癒する　252

キャラクター紹介

【The Organs】 オルガンス

『極論で語る』シリーズの案内役こと、【The Organs】. 総合診療では、いろんなキャラが登場します！

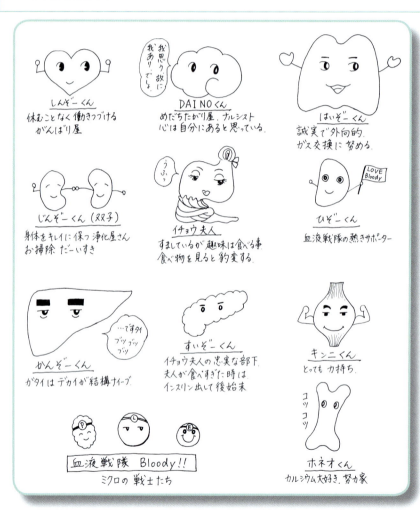

■ 各章イラスト

　　龍華　朱音　　　名古屋大学大学院医学系研究科 血液・腫瘍内科

1 消化器
[Gastroenterology]

- 極論1　腹痛は"4つの軸"で分析する
- 極論2　腹痛の位置情報は「3×3」に分解できる
- 極論3　急性胃腸炎はまずウイルス性
- 極論4　肝硬変も90％がウイルス性（C型70％，B型20％）

極論1　腹痛は"4つの軸"で分析する

　腹痛をきたす疾患はたくさんあります．鑑別診断の表を眺めれば，私の25年以上の診療経験でも出会ったことがない（あるいは診断できずに見逃したのかもしれない）珍しい病態もたくさん載っています．しかし，現実の診療では主たる疾患群をしっかり押さえておくことが基本であり，

**どうしても診断に至らないという状況で
鑑別診断の表を掘り出して検討する**

という姿勢で臨めばよいのです．病気の診断はいくつかの要素を軸に分析し，これを組み合わせて行います．診療経験が蓄積すると，分析をせずとも医師の勘で瞬時に結論を感じるようになってきますが，パターン認識をしっかりし続ける姿勢が「鋭い勘」を養成します．

> ### 腹痛診断の"4つの軸"
>
> 1. 第一の軸：お腹のどこが痛いか，これを自覚的な痛みの場所と，圧痛という他覚的な痛みの場所のそれぞれで把握
> 2. 第二の軸：**発症の仕方**．瞬時に発症の超急性か，数時間かけて徐々に悪化する急性か，数週間とか数カ月で進行する慢性かを把握
> 3. 第三の軸：**持続痛** vs **間欠的**な痛みであるのかの区別
> 4. 第四の軸：腹膜炎の痛みの程度を漏出物の胃酸＞膿や小腸・大腸内容＞血液や囊腫内容から分析する

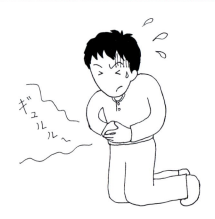

1 第一の軸

　腹痛におけるまず第一の軸は，お腹のどこが痛いかです．これを自覚的な痛みの場所と，圧痛という他覚的な痛みの場所に分けて把握します．詳細はコラム1「内臓痛と体性痛の区別」を参照してください．

2 第二の軸

　第二の軸は，発症の仕方です．発症時刻をしっかり把握できるほどの急激なものでは，胆道結石や尿路結石が詰まった瞬間の発症パターンですし，数時間かけて徐々に悪化したのであれば，何らかの炎症や感染が進行した可能性が高まります．数週間とか数カ月で進行しているのであれば，機能性疾患や悪性腫瘍も念頭に置きます．

3 第三の軸

　第三の軸は，腹痛が持続痛であるのか，痛みの程度に波が存在する間欠的な痛みであるのかの区別です．間欠的な場合でも，1～数分という短い周期で変化する消化管の蠕動に関連するタイプのものか，あるいは数十分という単位で変化するような胆道結石や尿路結石を示唆するタイプのものなのかを考えます．同じ卵巣疾患でも，嚢胞の破裂では，破裂した嚢胞内容が腹膜を刺激し続けるので持続痛ですし，卵巣腫瘍の捻転であれば捻転がきつくなったりゆるんだりするので痛みが間欠的になります．

4 第四の軸

　腹膜炎が疑われる場合に大切になる第四の軸は，腹膜炎の痛みの程度が，十二指腸より上部の胃酸が豊富な消化管内容の腹腔への漏出による「最大級の痛み」，すなわち板状硬の状況の腹膜炎であるのか，あるいはかなりの痛みでもそれほどではない膿や小腸以下の消化管内容の漏出を推定させる程度なのか，比較的刺激性が少ない腹膜炎になることが多い血液や囊腫内容の破裂による無菌的なものなのかを推定します．

　いつでも第一の軸から第四の軸までのチェック項目を自らに問いかけて答えを出し，それらを総合して診断を下すことを繰り返しましょう．最終的に画像診断などの諸検査の結果から得られた最終診断と，自ら下した臨床診断を比較するドリルを続けていけば，あなたも「鋭い勘」をもった熟練臨床医への道を歩むことになるのです．次の【極論2】で腹痛の位置による主な疾患を概観したいと思います．

コラム1　内臓痛と体性痛の区別

「急性虫垂炎，初めは上腹部中央の痛みで始まり，徐々に右下腹部へ痛みが移動してくるので注意が必要だ」と教えられたことがあるはずです．この現象のメカニズムを理解しておくことは，痛みを主訴とする疾患の診断に威力を発揮します．まず，痛みは【極論】として**体性痛**と**内臓痛**の2つに分類されます．**体性痛は鋭く・痛い場所がはっきりしているのに対し，内臓痛は鈍く・痛い場所が判然としない**特徴をもちます．以下が，病院で若手に指導する際の私の説明です．

"Boys, the pain you feel when you pinch your scrotal skin is the body wall pain. And the one you feel when you squeeze your testicle is the organ pain."

なんて話をするのです．陰嚢でも皮膚は体性痛ですから，つねれば鋭い痛みで，ここをつねったんだと正確に痛みの場所を言い当てることができます．しかし，寝ている間に誰かがいたずらして睾丸を握りつぶしたとします．痛みに驚いて目が覚めても，下腹部の漠然とした不快な鈍い痛みだけで何が起きたのか一瞬わからなかったりします．これが内臓痛です．女性の月経痛も内臓痛です．そして，狭心症や心筋梗塞の胸痛も，漠然と前胸部に深くて鈍い痛みを感じる内臓痛であり，ここが痛いんだと指差すことができるようなものではありません．

さて，話を戻して，急性虫垂炎の炎症の初期は虫垂そのものの内臓痛です．解剖学的構造を思い起こせば，小腸から右半結腸までは上腸間膜動脈域です．虫垂の内臓痛神経も交感神経・副交感神経とともに求心性線維として上腸間膜動脈付近を通って脊髄に伝えられます．ですので，虫垂の痛みに限らず，小腸から右半結腸までのすべての腸管の内臓痛は上腸間膜動脈の起始部である上腹部中央に感じます．そして，炎症が進み虫垂付近の腹膜に波及した段階で，この部分の体性痛が発生して右下腹部痛を明瞭に自覚するようになるというわけです．

付け加えると，左半結腸は下腸間膜動脈域で臍下付近に内臓痛を感じるので下痢の時にお腹が痛いのは臍下の痛みですし，直腸や子宮および付属器は仙髄あたりに漠然とした内臓痛を感じるので，婦人科系の痛みが低い位置の腰痛になったりします．また，発生学を思い出せば，腎臓や尿管の泌尿器臓器は下腹部から上に移動するように発生するので，もとを正せば下腹部臓器です．泌尿器臓器の内臓痛が鼠径部に感じられるはこのためです．

なお，内臓痛が脊髄の各部位に入っていく場所に相当する体表の痛みと錯覚して感じられることを，関連痛といいます．胆嚢の内臓痛は胸髄へ，そして横隔膜の内臓痛は頚髄へ入ります．急性胆嚢炎が横隔膜を刺激するような状況では，肩甲骨の辺りや肩に放散する痛みを発症することは有名です．

上記のように初期の自発痛は内臓痛あるいは関連痛で，臓器の実際の位置と異なる場所に痛みを感じることがあるので要注意です．この段階では，触診で臓器を実際に押して，圧痛が一番強いのはどこであるかを探って原因の臓器を診断する必要があるのです．そして，病状が進むにつれて自発痛も病気の臓器の位置に移っていきます．診察で，いつも「内臓痛あるいは関連痛はどこに」，「体性痛あるいは圧痛はどこに」を考察する癖をつけると，あなたも診断のエキスパートになれます．

極論2　腹痛の位置情報は「3×3」に分解できる

　3×3＝9なんてたくさん過ぎて覚える意欲が湧かない，なんておっしゃらないでください．単に分類を試みただけです．よくある病気は9領域の一部に集約されますので，元気を出してマスターしましょう！

　なお，腹部診察で大切なのは，前述の通り圧痛の位置と程度を把握して腹膜炎を見逃さないことです．あとは以下の3点だけです．

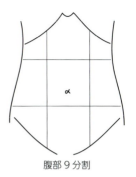

腹部9分割

腹部診察のポイント

- 明らかな腹水を見逃さないこと
- 明らかな肝・脾腫大を見逃さないこと
- 腹部大動脈瘤を含めた大きな腫瘤を見逃さないこと

です．そして，

> **教科書に述べられる多くの腹部身体所見は
> 各病気の典型例にしか認められず，
> その所見がないからといってその病気でないと
> 除外する力はない**

と思ってください．肝腫大や脾腫が触知されればかなりの腫大があることを意味しますが，触知しないからといって肝腫大や脾腫大がないということにはなりません．教科書によく述べられているマーフィー徴候［Murphy sign］（右肋骨弓下に手を置いて胆嚢炎の患者に深呼吸をさせると痛くて息を止めるサイン）やク

ールボアジエ徴候［Courvoisier sign］（膵頭部がんなどで胆管が閉塞し，無痛性の胆囊腫脹が触知されるサイン）も病気が進行した際に認められるものであり，もっと早期の診断が求められる現代医学での意義はあまりありません．【極論】すれば，

腹部診察では明らかな異常を見逃さないことが目標です

　その一方で，【極論1】に述べた，しっかりした病歴から得られる情報，すなわち問診から得られる情報が大きいことを知りましょう．病歴聴取は患者さんの話を聞くことではありますが，**患者さんの言葉を鵜呑みにする受動的な問診だけではなく，医学の眼で医師の質問テクニックで有意義な情報を引き出す能動的な問診が重要になります．**

 右上腹部の痛み

　肝胆道系疾患・十二指腸・右腎の痛みを考えます．そのほか，体壁の痛みとして，**帯状疱疹前兆の神経痛・肋骨・腹筋・右肺胸膜の痛み**なども念頭に置いておく必要があります．解剖学的には結腸肝弯曲もこの位置に存在しますが，憩室炎のほとんどがS状結腸と上行結腸に発生するので，結腸がこの部位で痛むことは稀です．

　内臓痛か体性痛かを区別すべく，痛みの性状を聞き出す際には能動的な問診をしたいものです．患者さんの表現を簡単に真に受けないことが大切です．「チクチクと痛む」という表現を多くの患者さんが口にしますが，

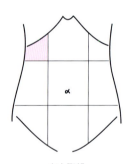

右上腹部
右肺，胆囊，胆管，十二指腸，右腎，肋骨，腹筋，結腸

　　　『チクチク』とは針で刺される感触の表現ですね？
　　1回の痛みは1秒以下の短いもので，これが何度も襲うのですね？

と念を押すと，「グーッと刺し込むような……」（内臓痛）なんて返事が返ってきます．患者さんがきちんと表現できていないと感じたら，

**つねられるような鋭い痛みでどこが痛いかはっきりしたものですか？
それとも，下痢の時のような重たい感じの鈍い痛みで
場所がはっきりとわからないタイプの痛みですか？**

と必ず聞き直しましょう．そして【極論1】で述べた分析軸を検討して，病態を推定していきます．内臓痛である印象が強まって，背面に響くようであれば腎臓（尿路結石，腎盂炎），右肩のほうに放散するようであれば肝胆道系（胆嚢炎，胆管炎），急な発症であれば結石，空腹時に増強する痛みで蠕動を示唆する痛みの波があれば十二指腸炎，潰瘍を疑うといった具合です．疑いの疾患をしぼったあとで，それぞれの疾患を決定づけるような検査を行います．

2 心窩部の痛み

消化器疾患を考え始める前に，「もしかしてこれは**心臓**の痛みではないか」と1つ疑問を呈して，そして患者さんにも「胸が痛いのではないでしょうね」と問いただすことをルーチンにしましょう．心筋梗塞や狭心症の痛みを**「胃が痛い」**と訴える人は本当に多いのです．命にかかわる虚血性心疾患は見逃せません．その後で，腹部臓器の食道下部・胃・膵臓・腹部大動脈の痛みを考えます．そしてこの位置でも，体壁の痛みとして，帯状疱疹前兆の神経痛・肋骨・腹筋の痛みも念頭に置きます．

そして，心窩部の病気では命にかかわる特に**膵臓・腹部大動脈**の疾患を除外する思考パターンを脳に刻み込みましょう．この2つは後腹膜臓器なので，痛みを背側に感じるのが特徴です．そして，消化管の食道下部・胃と違い，蠕動はないので持続痛です．背側の持続痛は要注意です．大酒家や胆石の既往がある患者さんでは急性膵炎を考え，高血圧や喫煙者で動脈硬化リスクをベースとする患者さんの突然の痛みでは動脈解離や

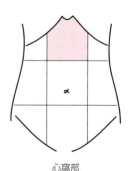

心窩部
心臓，食道，胃，膵臓，大動脈，肋骨，腹筋

動脈瘤の破裂を疑わなければなりません．

　痛みが食道下部・胃でありそうな場合には時間的余裕があります．ヒスタミン H_2 受容体遮断薬（H_2 ブロッカー）やプロトンポンプ阻害薬などの制酸薬をとりあえず処方して様子をみながら，2～3 週間しても症状が軽快しないようであれば内視鏡検査を施行するという方針はよくなされることです．最近ではピロリ菌（ヘリコバクター・ピロリ [*Helicobacter pylori*]）の研究が進み，ピロリ菌が胃・十二指腸潰瘍や胃がんの原因になっていることが明らかにされてきました．ピロリ菌保菌者は 6 倍もの胃がん発生リスクがあるというデータ[1] や，ピロリ菌除菌治療後 10 年もすれば胃がん発生リスクが未治療群に比較して半分近くになるデータ[2] も出てきていて，潰瘍やがん予防法のパラダイムシフトが起きています．ランダム化比較試験を行ってピロリ菌除菌治療による死亡率低下を証明するには何十年もの時間がかかる，あるいはこのような臨床試験は非倫理的ですらありそうな状況ですから，筆者は現時点ですでに積極的にピロリ菌を検査し治療する方針をとっています．ピロリ菌の検査は，制酸薬を投与すると，菌がいても陰性の結果が出る「偽陰性」になることを覚えておきましょう．筆者は，コストが低いピロリ菌便検査を制酸薬処方前に提出するよう努めています．

筆者談 1　心窩部の痛みは本当に消化器疾患！？

　「この数日間は胃が痛くて，兄が胃がんを患ったことがあるので胃がんが心配です」と，心窩部痛を訴えられた 50 歳代半ばの患者さんがいました．ゴルフが好きな方で，数日前にセミプロとプレイして身体も痛い，と胃痛とはまったく関係ない"よもやま話"もされました．実はこの症例，帯状疱疹でした．数日後には立派な左の Th [thoracic spine, 胸椎] 10 領域の疱疹で再診されたのです．

　一見関連がないと思い込んで聞いていた患者さんのよもやま話をしっかりとらえて，「もしかしてその痛みはうずくような，びりびりするような痛みで，片方の胸の脇にのみあるような痛みではないですか？」「申し訳ありませんが，上着も脱いで皮膚を観察させてください」と，初診で疑うことができていれば，抗ヘルペスウイルス薬を早めに処方できていた症例です．再診時に問いただすと，初診時にすでに軽い発疹が側胸部にあったのだそうな．

　帯状疱疹が出る前であっても，イチローの打率ぐらい高い割合で病状から帯状疱疹を予知できることを自負していた筆者でも，忙しい診療の中で胃がんの心配とゴルフの筋肉痛の話を結びつけることができなかった悔しいエピソードです．

3 左上腹部の痛み

　この部位に痛みを生じる病気はあまりありません．脾臓に膿瘍や梗塞を生じ，炎症が横隔膜に達して痛むとか，膵炎が悪化して左後腹膜に炎症を生じるといった特殊な病態になります．むしろ，腹部疾患ではなく左肺胸膜の痛みが原因である可能性を考えなければなりません．ほかは大腸のガスが行ったり来たりすることで慢性的に大腸由来の間欠的な痛みを繰り返す脾弯曲症候群がありますが，進行して命にかかわるような病態ではありません．

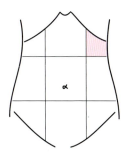

左上腹部
左肺，脾臓，膵臓，大腸

4 右側腹部の痛み

　前面であれば**憩室炎**を疑います．押すとここが痛いという圧痛の中心がしっかりあれば，憩室炎の診断がかなり濃厚です．CT検査で診断を確定した後に，シプロフロキサシン［ciprofloxacin］（あるいはレボフロキサシン［levofloxacin］またはアモキ

右側腹部
憩室，虫垂，右腎

コラム 2　憩室炎の原因

　大腸内視鏡検査が盛んに行われるようになり，われわれ人類は何と4人に1人ほどが憩室をもっていることが明らかにされています[3]．憩室をもっている人のうち憩室炎を起こす人はせいぜい20人に1人以下[4]，【極論】すれば，掛け算をして**人類の約100人に1人が憩室炎を起こす計算**になります．しかし，この憩室炎症例の50人に1人以下しか憩室の穿孔による急性腹膜炎を起こしませんので，急性虫垂炎よりも圧倒的に危険が少ないのです．

　ここで，医師が今まで信じていたことが盲信であった例を1つ紹介します．憩室は小さな開口部が大腸粘膜面にある構造から，果物の種，ポップコーン，ナッツなどを食して詰まることが憩室炎や憩室からの出血を引き起こす原因になると信じられてきました．しかし，約5万人の食生活パターンと憩室炎や出血の発症データを分析した結果，それらを食していた人たちには憩室の病気がむしろ少なかったのです[5]．このように病態生理学として医師がこうなるはずだと信じていることをことごとく覆すデータが，医学では目白押しです．臨床医学で疫学データを収集して分析する技術が進歩したことで，臨床医学にさまざまな変化が起きていて目が離せません．

シシリン／クラブラン酸［amoxicillin with clavulanate］）に加えてメトロニダゾール［metronidazole］，もしくはモキシフロキサシン［moxifloxacin］の単剤といった嫌気性菌もカバーする抗菌薬治療を行います．虫垂炎は破裂して広範な腹膜炎を生じる危険があり抗菌薬でいったん治癒しても4人に1人が1年以内に再発して手術を必要とするのに対し，憩室炎は手術を要する危険がせいぜい50人に1人と少ない疾患です．一方，背側が痛いというのであれば，**結石**などの尿路の疾患を考えます．右上腹部背側を叩いてみて，右腎の痛みがないかを確認し，尿検査をします．

5 臍周囲の痛み

臍周辺，すなわちお腹の真ん中にはあまり臓器がありません．小腸がとぐろを巻いて折りたたまれて集まっている部位です．そして，小腸の病気のほとんどが普通のウイルス性急性胃腸炎によるものです．お腹の真ん中が痛くて，蠕動を示唆する痛みの波があり，下痢をともなえば普通の急性胃腸炎です．

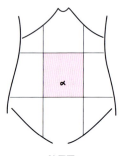

臍周囲
小腸，虫垂，膵臓，大動脈

6 左側腹部の痛み

【極論】すれば左側腹部に中心がある痛みの症例は少ないのです．痛みが背側であれば，右側腹部同様に尿路系の疾患を考えます．S状結腸に多い憩室炎も，下行結腸にはあまり発生しません．左側腹部の前面が痛いのであれば，帯状疱疹の前兆などの腹壁の痛みの可能性を考慮して診察をします．

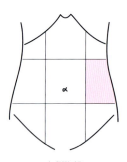

左側腹部
左腎，下行結腸，S状結腸

> **コラム3** 腹壁の痛みと内臓(腹膜)の痛みの区別

腹壁の痛みと内臓あるいは腹膜の痛みを診察で区別するテクニックを述べます.まずは,患者さんがリラックスした状況で軽く腹壁を押すように触診します.もしも内臓の痛みであれば,その部位の圧痛が認められます.

次に患者さんに,頭を前にもち上げるようにしながら腹筋に力を入れるように指示してから,同じ部位を押してみます.緊張した腹筋に守られて,押しても臓器や腹膜には届かず内臓の痛みや腹膜炎の痛みは消失します.一方で,緊張した腹筋の上からでも圧痛があるのであれば,これは**腹壁の痛み**であるということになります.

7 右下腹部の痛み

右下腹部の痛みは,何といってもまず**急性虫垂炎**を心配します.急性虫垂炎は上前腸骨棘と臍をつなぐ線の中心点付近に圧痛を認めることが多く(三等分した際の外側の内分点が昔からいわれるマクバーニー点 [McBurney's point] ですが,簡単に中央付近で問題なし),**憩室炎**(虫垂炎よりもやや外上のことが多い),**鼠径ヘルニア**の痛み(ずっと下),**右卵巣**(鼠径ヘルニアよりも内側),さらには**右股関節**の痛み(鼠径部に鈍い痛みを感じる)が,鑑別診断としてあげられます.

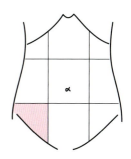

右下腹部
虫垂,上前腸骨棘,鼠径部,右卵巣,小腸,大腸

虫垂炎と憩室炎は,ともに腸管壁の疾患ですが,1か所のみが強い炎症を呈するため,蠕動による痛みの波は感じず持続性の痛みを引き起こします.虫垂炎は吐き気をともなうことが多いのに対し,**憩室炎には吐き気がない**のが普通です.この違いは,前者が小腸末端を麻痺させるのに対し,後者は大腸の炎症で小腸への影響が少ないからだと想像されます.【極論】は,**小腸の動きが止まれば強い吐き気になるのに,大腸の動きが止まった場合はお腹が張るだけであまり吐きません**.婦人科系の疾患も,広範に小腸を麻痺させるような病態(例えば,出血・膿・嚢胞破裂内容が腹腔に広がって小腸を麻痺させる状況)にでもならない限り,吐き気は生じません.虫垂炎・憩室炎・婦人科疾患による腹腔内の疾患が考えられれば,超音波もしくはCTで確定

診断をつけます.

　鼠径ヘルニアも右股関節の痛みも，かなり腹腔内の疾患より外側下方に位置します．上前腸骨棘と恥骨上縁中央を結ぶ線より外は腹腔ではないととらえてください．鼠径ヘルニアも右股関節の痛みも，その線より外の位置ですから，虫垂炎や憩室炎との区別は難しくはありません．鼠径ヘルニアは出たり入ったり，すなわち膨らんだり凹んだりするので見逃しやすいかもしれませんが，見逃すような鼠径ヘルニアは嵌頓していないことを意味しますから，見逃したって大した害にはなりません．なにせ，**鼠径ヘルニアの治療法の1つは観察だけで放置すること**です．もしも嵌頓してすごく痛くなれば，大抵は膨らみが明らかになりますし，医師が診るまでもなく患者さんがここが変だと指摘してくれます．股関節は関節を屈曲伸展，内外旋する診察をして，痛みが増強しないかを観察します．

筆者談2　臨床マインドで画像診断よりも高精度に診断

　30歳代後半の女性が突然発症の右下腹部の痛みで来院されました．かなり限局したマクバーニー点付近の圧痛を認めました．ただし，腹膜刺激症状はまったくありません．また，虫垂炎に特徴的な吐き気もありません．なんといっても発症がある瞬間だというので，急に発症する病態を考えなければなりません．よく診ると，腕脚がひょろっと長く，昔教科書でならったマルファン症候群［Marfan's syndrome］のような体格です．大動脈は臍の高さで分岐し左右の腸骨動脈になります．まさに右腸骨動脈と思われる部位に圧痛があり，放射線科の超音波検査で右腸骨動脈の解離がないかの検査をしてもらいました．その際は解離をとらえることはできずに自然に痛みが数日で治まりました．

　その1～2年後，この患者さんは突然の背部に放散する胸痛を訴え，大動脈解離を発症したのです．そうです，最初の右下腹部痛は腸骨動脈の解離だったけれども，画像ではとらえられなかったのです．しっかりとした臨床マインドで，分析の軸を押さえていけば，珍しい病気でも診断できるし，画像診断の精度より高い感性をもつこともできるというお話でした．

8 恥骨上部の痛み

恥骨上部の痛みは男女で大きく異なります．消化器関連の疾患で臍周囲に痛みを感じるのに対し，婦人科関連の疾患では恥骨上部に所見があることが多く，消化器関連の痛みよりもずっと下に位置する痛みなのです．恥骨上縁のすぐ上を押して，そこに痛みの中心があれば，女性の場合は**婦人科系統**と断言したくなるくらいです．まずは経腟超音波検査あるいは経腹超音波検査で，速やかな診断を試みたいところです．婦人科系統の病気でないものでは，直腸に近い部位のS状結腸憩室炎や**尿膜管嚢腫**の感染と

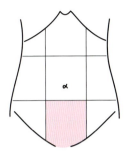

恥骨上部
子宮，卵巣，尿膜管，腹筋

いう比較的まれな病気を考えることになります．尿膜管嚢腫とは，胎生期に膀胱と臍がつながっていた時の遺残組織で，男性では恥骨上部痛に出会うことは少ないので，もしも正中線の臍下に強い痛みがあるのならば，尿膜管嚢腫の感染を考慮します．これらがCT検査で除外されれば腹筋の痛みなど体壁の異常ということになります．

9 左下腹部の痛み

右下腹部の考え方から虫垂炎の可能性をなくしただけです．**S状結腸憩室炎**はよくお目にかかる疾患です．

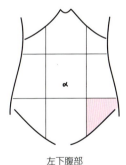

左下腹部
S状結腸

極論3　急性胃腸炎はまずウイルス性

　急性胃腸炎のほとんどが，抗菌薬治療を必要としない，いや，抗菌薬がむしろ有害なウイルス性のものであるといわれています[6]．さらに，細菌性であっても抗菌薬の賛否が論じられているくらいで，細菌性のほとんどが自然治癒するといわれています[7]．また，腸管出血性大腸菌の場合は，殺菌的抗菌薬がベロ毒素を増加させることによって**溶血性尿毒症症候群**［hemolytic uremic syndrome；HUS］の危険を高め有害なのです[8]．したがって，急性胃腸炎の治療の基本は，整腸薬（ビオフェルミン®などのプロバイオティクス）と胃腸にやさしいアセトアミノフェンなどの鎮痛薬で，水を加えて薄めたジュースなどで水分を補給して経過観察するのが適切な対処方法といえます．特に，診療現場で急性胃腸炎の症状，すなわち発熱・嘔吐・下痢などが流行っている場合は，そのほとんどが**ノロウイルス**［norovirus］や**ロタウイルス**［rotavirus］をはじめとするウイルス感染ですから，少なくとも2〜3日は抗菌薬を使用せずに病勢が衰えるのを待つように心がけましょう．

　では，どのような時に抗菌薬治療を考慮するのでしょうか？　目安は次のような状況です．

急性胃腸炎で抗菌薬治療を行う目安

1. 衛生環境のよくない外国旅行に行った後
2. 38.5度以上の発熱
3. 血便をともなう下痢
4. 腹部にしっかりとした局在性の圧痛がある
5. 1日あたり10回といった重症の下痢
6. 1週間近く症状が継続する場合

このような場合です．選択する抗菌薬は**シプロフロキサシン** 500 mg×1日2回または**レボフロキサシン** 500 mg×1日1回を，3〜5日間が処方例です．上記

の症状が複数あるような重症の下痢の場合には便培養検査で原因菌が検出されることもありますが，病原性の細菌が検出されるのは一般に10人の下痢患者中で1人もない頻度であることを知っていてください．仮に検出されれば，病原体で多いものは，**カンピロバクター**［campylobacter］，**サルモネラ**［salmonella］（チフスはこのグループ），**赤痢菌属シゲラ**［shigella］（赤痢はこのグループ），**大腸菌**［*Escherichia coli*］です．

外国旅行後の下痢で抗菌薬に反応しなかった場合には，原虫などの寄生虫感染を考慮します．多いのはアメーバ赤痢やランブル鞭毛虫であり，メトロニダゾールをアメーバ赤痢で500 mg×1日3回を7～10日間投与，ランブル鞭毛虫で250 mg×1日3回を5日間投与が治療法の1例です．

最後に，抗菌薬を最近使用した後に発症した下痢では，**クロストリジウム・ディフィシル**［*Clostridium difficile*］**誘発性大腸炎**（**抗菌薬関連大腸炎**や**偽膜性大腸炎**とも呼ばれる）を念頭に置く必要があります．病院内で流行する下痢症でもあり，便検査で診断してから治療はメトロニダゾール500 mg×1日3回10～14日間投与をまず試し，効かない場合は経口バンコマイシン125 mg×1日4回10～14日間投与を行います．

極論4　肝硬変も90％がウイルス性（C型70％，B型20％）

肝機能検査は頻繁に行われます．ルーチン検査として，何のために検査するかも考察されないままにオーダーされることは日常茶飯事です．その結果，異常値に出会うこともたびたびですが，その異常が何によるものかをしっかりと考察する余裕もないまま無視する，あるいはしばらくしてから再検査する方針にして思考を先送りしてしまうことが多く，私もいつも反省してばかりです．なにせ，鑑別診断が多岐にわたるため，絨毯爆撃のようにたくさんの検査を打ちまくる気持ちにはなかなかなりません．

しかし，慢性肝臓疾患のなれの果てである肝硬変の原因を考えてみれば，その90％がウイルス性肝炎（C型肝炎70％，B型肝炎20％）であり，アルコール性

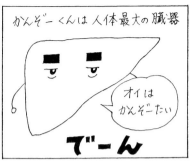
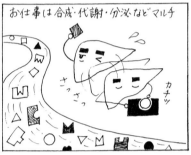
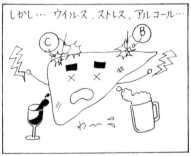
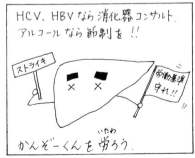

The Organs をいたわろう その1
マルチに働くかんぞーくん

肝炎が5％，そのほかの難しいさまざまな種類の肝疾患を全部合わせて5％であり，たった3種類の肝炎の対処方法を知っていれば，全体の95％に対処できることになります．すなわち，そのほか5％の難しいさまざまな種類の肝疾患は肝臓の専門医にお願いする姿勢で望めば，ずいぶんと気が楽になるのです（図1）．

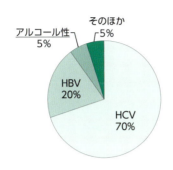

図1　肝硬変の成因［文献9）より］

B型肝炎

　B型肝炎は，母子垂直感染を防ぐ手法が確立し，体液を介するウイルス感染予防のエチケットが社会に浸透するにつれ減少してきました．そして今後，幼少期からのB型肝炎ウイルス予防接種が充実することで，日本からB型肝炎が消えていくことが期待でき，この疾患の日本社会におけるインパクトは将来どんどん減少していくでしょう．そういう時代が来るのを待ち望みながらも，今しばらくはB型肝炎の対処法のイロハを知っておく必要があります．AST［aspartate aminotransferase，アスパラギン酸アミノトランスフェラーゼ］やALT［alanine aminotransferase，アラニンアミノトランスフェラーゼ］の上昇に出会った場合，B型肝炎を除外するための診断は

> **B型肝炎除外のための3検査**
>
> - HBsAg
> - anti-HBs
> - anti-HBc

の3つの検査をオーダーすることから始めます．HBsAgが陰性であればB型肝炎ではないとほぼ断定します．もしも，B型肝炎が疑われたら，急性なのか，慢性なのか，抗ウイルス薬投与による治療が必要であるか否かを

> **B型肝炎の状況をとらえる検査**
>
> - anti-HBc IgM
> - anti-HBc IgG
> - HBeAg
> - anti-HBeAb
> - serum HBV DNA

なども追加して決定していきます．そして，B型肝炎に抗ウイルス薬を投与すると効果が期待される症例は，以下のような場合です．

> **抗ウイルス薬の効果が期待されるＢ型肝炎症例**
>
> 1. Ｂ型肝炎による急性肝不全
> 2. 慢性Ｂ型肝炎・肝硬変でALT上昇（炎症あり）
>   かつserum HBV DNAが10,000 IU/mL以上を認める場合
> 3. 何らかの疾患で免疫抑制薬の治療を受けていてＢ型肝炎ウイルスの再燃を恐れる場合

すなわち，ウイルスと免疫が戦っている炎症が肝臓の組織を崩壊させるので，

**炎症が起きるのであれば治療，
炎症が起きないのであれば未治療**

というわけです．この一般論を知りながら，治療の価値がありそうな症例は肝臓疾患の専門医に紹介しましょう．

ちなみに，以下のような場合では治療は勧められていません．

> **抗ウイルス薬による治療が推奨されないＢ型肝炎症例**
>
> 1. 母子感染症例などでＢ型肝炎ウイルスへの寛容がしっかりしていて，HBeAg陽性でserum HBV DNAが1,000,000 IU/mL以上もあるのにALTが正常（炎症なし）で肝生検でも炎症がないキャリア症例（immune tolerantと呼ぶ）
> 2. anti-HBeAbが出てきてHBeAgが陰性になり，serum HBV DNAが10,000 IU/mL未満でALTが正常（炎症なし）な非活動性キャリア（immune controlと呼ぶ）

☐ C 型肝炎

　C 型肝炎の治療には飛躍的な進歩が起きています．今までのインターフェロン製剤とリバビリン［ribavirin］を組み合わせた治療法は副作用が強く，しかも，日本の感染者の 70％を占めるジェノタイプ（遺伝子型）1 型では成功率が低いということで，多くの C 型肝炎の患者さんが治療できずにいました．しかし，低分子の直接作用型抗ウイルス経口薬が最近続々と登場し，抗ウイルス薬を組み合わせた副作用が少ない 3 カ月以内の内服治療だけで，ジェノタイプ（遺伝子型）にかかわらず，90％以上の成功率が期待できる時代に突入しています．1 錠で 5 万円以上もする薬価なのですが，長期にわたる肝炎や肝硬変の総医療費を鑑みるに，目先の薬価が高くても総合的には安い治療だとの意見が強まっています．人類は抗ウイルス薬の開発で HIV［human immunodeficiency virus，ヒト免疫不全ウイルス］感染者の予後を非感染者の予後と同じほどにまで改善することに成功し，今度は C 型肝炎も克服する目処がついてきた感じさえします．1928 年にペニシリンが発見されてから抗菌薬を人類が開発して細菌感染症を克服してきた歴史が，今まさにウイルス領域に及んでいるということなのかもしれません．

　実際の抗ウイルス薬の使用にあたっては，下記の

C 型肝炎症例の分類

- ジェノタイプ（遺伝子型）の違い
- 未治療の症例（treatment-naïve）
- 再発症例（prior relapser：過去の治療でウイルスが検出されなくなるまで抑えることに成功したのに 24 週間後には再発した症例）
- 部分的反応症例（partial responder：過去の治療でウイルス量は 100 分の 1 以下に減ったものの検出され続けた症例）
- 非反応症例（null responder：過去の治療でウイルス量が 100 分の 1 以下に減らなかった症例）

の違いによって，作戦が異なります．このほかに，日本の健康保険診療に収載されている薬剤から治療法を選択するという制約もあります．このような複雑な選択は，時々刻々と出てくる新たな医学データや保険診療ルールを常時監視している肝臓専門医がなすべきです．ですので今の段階ではC型肝炎ウイルス抗体陽性が判明し，**C型肝炎ウイルスRNA**［ribonucleic acid，リボ核酸］が陽性であることを確認したらば専門医に紹介するのが適切です．

そのほかの肝炎

　さて，肝機能異常があるのに，B型肝炎およびC型肝炎が陰性の場合は，ほかの原因を追究します．アルコールを含めた使用薬剤の病歴聴取が重要です．アルコール摂取量が問題（1日平均で男性は2ドリンク，女性は1ドリンクを超える場合）であれば，数週間だけでもアルコールを止めてみてから血液検査を再検査してみましょう．多くの肝障害でALTのほうがASTより高値なのですが，アルコール性の肝障害の場合はAST（SはサケのSと覚えます）のほうがALTより高く，2倍を超えていればアルコールが原因である可能性が高まります．疑わしい薬剤は，漢方薬やビタミン剤であっても一度中止して，肝障害が改善するかを確認します．

　それでも，原因が判明しない持続性の肝障害を認めれば，胆汁うっ滞（原発性胆汁性肝硬変，原発性硬化性胆管炎など），自己免疫性肝炎（さまざまな抗体検査），それ以外のたくさんの鑑別診断を画像診断も含めながら考えていくことになり，肝疾患の専門医にコンサルトするのが適切だと考えます．

消化器疾患でエキスパートに負けないポイント

1 腹痛診断は，①腹痛の場所（自覚・他覚），②発症の急性度，③持続痛 vs 間欠痛，④腹膜炎の有無
2 腹痛の場所を解剖学的に考慮して鑑別診断
3 急性胃腸炎は水分補給・整腸薬・症状軽快への投薬が基本，抗菌薬投与は厳選した症例のみ
4 ウイルス性肝炎の治療法は急速に発展，専門医へ紹介が適切

● 文献

1) An international association between *Helicobacter pylori* infection and gastric cancer. The EUROGAST Study Group. Lancet 341: 1359-62, 1993.
2) Ford AC, Forman D, Hunt RH, et al: *Helicobacter pylori* eradication therapy to prevent gastric cancer in healthy asymptomatic infected individuals：systematic review and meta-analysis of randomised controlled trials. BMJ 348: g3174, 2014.
3) Chan CC, Lo KK, Chung EC, et al: Colonic diverticulosis in Hong Kong: distribution pattern and clinical significance. Clin Radiol 53: 842-4, 1998.
4) Shahedi K, Fuller G, Bolus R, et al: Long-term risk of acute diverticulitis among patients with incidental diverticulosis found during colonoscopy. Clin Gastroenterol Hepatol 11: 1609-13, 2013.
5) Strate LL, Liu YL, Syngal S, et al: Nut, corn, and popcorn consumption and the incidence of diverticular disease. JAMA 300: 907-14, 2008.
6) Jones TF, Bulens SN, Gettner S, et al: Use of stool collection kits delivered to patients can improve confirmation of etiology in foodborne disease outbreaks. Clin Infect Dis 39: 1454-9, 2004.
7) Wiström J, Jertborn M, Ekwall E, et al: Empiric treatment of acute diarrheal disease with norfloxacin. A randomized, placebo-controlled study. Swedish Study Group. Ann Intern Med 117: 202-8, 1992.
8) Wong CS, Jelacic S, Habeeb RL, et al: The risk of the hemolytic-uremic syndrome after antibiotic treatment of *Escherichia coli* O157:H7 infections. N Engl J Med 342: 1930-6, 2000.
9) 国立研究開発法人 国立国際医療研究センター 肝炎・免疫研究センター肝炎情報センターウェブサイト（http://www.kanen.ncgm.go.jp/formedsp_cir.html）．

Dr. 桑間の寺子屋「総合診療」
よくある痔疾患 ―「お尻が痛い」という主訴―

「お尻が痛い」という主訴で来院される患者さんは大変多いものです．肛門の基本的疾患を押さえておくと，適切なアドバイスができます．ここでは，痛いという主訴の痔疾患をマスターしましょう．

1 血栓性外痔核
[thrombosed external hemorrhoid]

「肛門が痛い」という患者さんの肛門を観察して，青マメのようなクリッとしたコブが観察されば，**血栓性外痔核**発作です．痔核病変の病態は肛門付近の静脈瘤です．長期に座る仕事や妊娠で静脈血がうっ滞する時間が長いと，静脈が怒張していき痔核を形成していきます．

場所によって内痔核と外痔核に分類されますが（図1），体性知覚神経が存在する肛門外側の皮膚の下にできる外痔核は，血栓ができて炎症を起こし腫れて強い痛みを生じて病気に気づくことになります．その一方で直腸粘膜側にできる内痔核は，あまり痛くありません．内痔核から出血して血便になったり，痔核が外に飛び出して初めて気づくことになります．

図1のような，クリッと境界が明瞭な青みを帯びた痛いマメを肛門の出口に認めれば，診断は血栓性外痔核発作です．痔の座薬や肛門軟膏を塗付してさらなる肛門への刺激を防ぎ，適度な下剤で便通を軟かくし，局所麻酔薬を塗布して痛みをコントロールし，そして時々温かいお湯に肛門を浸すなどしてリラックスしながら，自然に血栓が溶解吸収されるのを待つのが治療の基本になります．症状がひどければ，外科医にお願いして，血栓を外科的に取り除いてもらうと早く楽になることもあります．

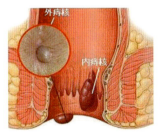

図1　外痔核と内痔核
〔文献1）より引用改変〕

第1章　消化器

2 肛門周囲膿瘍 [perianal abscess][2)]

　肛門の観察で，赤く境界不明瞭な熱をもつ腫れが観察されれば，**肛門周囲膿瘍**です．肛門から1〜2cm中側にある直腸粘膜と肛門皮膚の境界に位置する肛門腺の細菌感染が，肛門皮膚側に進展して腫れてくる病気です．**クリッとした青マメではなく，全体的に皮下から盛り上がる熱をもった赤い腫れであり**，肛門の出口直近よりはやや離れた皮膚に腫れを生じます．見た目で血栓性外痔核とはまったく異なります．膿瘍ですから，切開排膿が治療になります．抗菌薬投与で一時的に軽快することはあっても，治癒しないのが普通です．すぐに外科医の治療を仰げない場合に，針で膿を吸引してあげると一時的に症状が軽減して時間稼ぎになることもあります（図2）．

　切開や自然に破裂して開口部から排膿する時期がしばらく続いて落ち着いた後で，開口部が小さな穴として残って汚い分泌物が持続すると，**痔瘻**[anal fistula]と呼ばれる慢性的な痔疾患に移行することがあります．痔瘻になると，痔瘻の慢性的なトンネルを切除する外科的治療が必要になります．

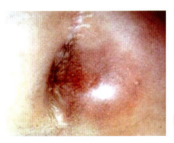

図2　肛門周囲膿瘍
[文献2）より]

3 裂肛 [anal fissure][3)]

　便秘で硬い便を何度も排便すると，ついには肛門の粘膜が避けて**裂肛**，すなわち切れ痔を発生させます（図3）．粘膜の切れ目は，肛門の後壁，すなわち尾骨側に発生することが大部分です．次に多いのはその対側の前壁です．横方向にはあまり発生しません．切れ目は肛門の穴の中に隠れていることが多いのですが，何度も切れては治った経過をとった慢性の裂肛では，**見張りイボ**[sentinel pile]が徐々にできてきて，これが観察されます．肛門を触診する際に，肛門管（締まって狭くなる部分）を全方向に丁寧に触診し，後壁だけに強い痛みを認めれば裂肛と判断することが妥当です．治療の基本は，下剤を使

って便を軟らかくし，さらなるダメージを粘膜に与えないようにしながら，切れた粘膜面が回復するのを待つことになります．肛門管を弛緩させてリラックスさせる効果のある，ニトログリセリン軟膏を薄めたものを少量だけ肛門に塗るといった治療法もあります．裂肛のダメージの歴史が長期にわたり，瘢痕組織が強い症例では，瘢痕の切除や，肛門括約筋をごく部分的に切り，肛門を緩めるような手術がなされます．

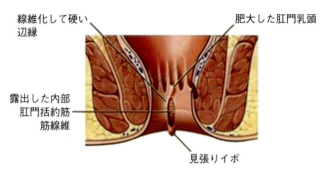

図3　裂肛［文献3）より引用改変］

●文献

1) Abhyudaya Hospital（http://www.pilesfistulacure.com/piles.php）．
2) Sushruta Hospital & Research Center: Perianal/Ischiorectal Abscess（Guda Vidhradhi）（http://pileshospital.net/perianal-abscess.html）．
3) Rana Hospital: Sentinel pile（http://ranapileshospital.com/project/sentinel-pile/）．

2 整 形
[Orthopedics]

- 極論 1　腰痛や頸部痛は保存的治療が基本
- 極論 2　総合診療医が対応する上半身疾患は 5 つ
- 極論 3　総合診療医が対応する下半身疾患は 7 つ：すべて最初は保存的に
- 極論 4　骨粗鬆症では骨密度以外の危険因子への対処が大切

極論 1　腰痛や頸部痛は保存的治療が基本

急性腰痛症と慢性腰痛症

- 重いものをもち上げようとした時や，クシャミをして急激に腹筋に力を入れた瞬間に，ギクッとくるのがギックリ腰，すなわち**急性腰痛症**［acute low back pain］
- 身体をかがめて細かい手作業を長時間する仕事を長年続けているとか，小荷物配達でいつも重いものを上げ下げしていて，ずっと腰が痛いのが**慢性腰痛症**［chronic low back pain］

　腰痛は全人類が 1 回は経験するといっても過言ではないほど，頻繁に出くわす症状です．急性にせよ慢性にせよ，椎間板の痛み，椎骨の関節面の痛み，椎骨の圧迫骨折の痛み，飛び出した椎間板が神経根を圧迫する痛みなど原因はさまざま

で，いずれにせよ消炎鎮痛薬や筋弛緩薬，時には麻薬系鎮痛薬なども上手に使いながら，組織が徐々に治り回復し，痛みが癒えるのを待つのが腰痛症の治療の基本です．ここでは急性腰痛症を中心に話を進めます．急性腰痛症は，その9割が1〜2週間以内によくなるといわれています．

ただし以下の2点を確認する癖だけは身につけましょう．

腰痛症で確認する癖をつけるべき2点

1. 今までがんにかかったことがないか，
 すなわち脊椎への転移のリスクがないか
2. 発熱をしていて，脊椎への感染を疑う必要がないか

そして，下肢の神経機能喪失がないか，以下の3点を診察します．

下肢の神経機能喪失確認のための3点

1. つま先側をもち上げる筋力が保たれていて，かかと立ちで歩行できるか（L4）
2. 足の親指を力強く背屈できるか（L5）
3. ふくらはぎの筋力が保たれていてつま先立ち歩行が可能か（S1の検査）

そして念のため，腹痛が背中に放散するための腰痛でないことを腹部の触診で確認する必要もあります．こうして危険なタイプの腰痛でないめどが立てば，あとは痛み止めの薬剤を処方し，時がたてばよくなりますよと励ますのが医師の仕事というわけです．

次に画像診断．よっぽど大きな変化が臨床的に疑われる場合には腰部X線写真を撮影し，明らかな圧迫骨折とか，がんが骨に転移して融解しているといった所見がないことを確認します．椎間板ヘルニアの有無や脊柱管狭窄症といった病

変は MRI や CT でないととらえられないものですが，飛び出した椎間板ヘルニアでさえ，2〜3 カ月で徐々にへこんで元に戻る自然治癒力があるので，**症状が 1 カ月以上続いて軽減しない場合**に初めて，これらの画像診断を行うかどうか検討すればよいでしょう．画像診断の目的は，手術や硬膜外ステロイド注射など，次の侵襲的な治療を施行するための準備ととらえるべきです．

　さて，**このほかの補助的な治療法の効果**はいかに？　腹筋や背筋を鍛えて脊椎を守ることで間接的な効果を狙う運動療法は，急性腰痛症の初期にはさらなる外傷を加える危険があります．痛みがなくなって落ち着いたあとで，再発を防止する目的で始めるべきです．一方で，ベッドの上で安静にすることを強調しすぎると，これも後々の慢性的な痛みの悪化につながるので，無理のない範囲で普通の生活を早期に開始することが望ましいこともアドバイスします．牽引療法，コルセットの着用，硬いマットレスでの就寝といった昔から頻繁に行われる治療は，意義が乏しいことが明らかにされてきています[1)〜3)]．整体やカイロプラクティックといった脊椎を無理やり動かす治療も，データ的には大した効果がありませんでした[4)]．そして昔からよく行われる，冷やしたり温めたりですが，温める治療法に多少の効果が認められたものの，冷やすほうには効果がありませんでした[5) 6)]．鍼灸には多少の効果があるのでは，というデータ[7)]があります．唯一，硬膜外にステロイドを注射する治療法は，神経根症状のある患者さんでは短期的な効果は期待でき，保存的治療でも改善がなかなか見られない場合に考慮します．

　頚椎の痛みについても同じ方針で臨みます．神経根が頚椎椎間板ヘルニアで圧迫されていないかを探るためには，首から肩甲骨内側や腕に放散する痛みやしびれがないかを聞き出し，そして頭を斜め後方に傾けてしびれが悪化するサインの**スパーリングテスト［spurling test］**（図 1）の所見がないかを確認します．頚椎の手術は腰椎よりも圧倒的にリスクが高いので，手術療法は気軽に行うものではありません．より保存的な治療をまずは選択する判断が必要です．

　最後にむち打ち症に触れます．交通事故後に頚椎カラー（ネックカラー）を装着して安静にすることが，今でもよく行われる定番の治療です．ところが，長年行われてきたこの治療法は Evidence-Based Medicine[8)]では，実は間違いであることがわかってきました．ランダム化比較試験で，むち打ち症の患者さんを，

> ### むち打ち症治療の EBM
>
> 1. 何もせず鎮痛薬だけで「なるべく普通通りに生活して，動ける範囲内でどんどん動かしましょう」と指導して帰宅させた群
> 2. 頚椎カラーを積極的に使いながら数日の安静確保して退院とした群

の2つのランダム化比較試験をしたところ，圧倒的に1の前者が勝ちでした．【極論】すれば，

むち打ち症は医者いらず

無理やり入院させる方針を医師が強要したりすれば，神様からヤブ医者シールをおでこに貼られてしまうのです．

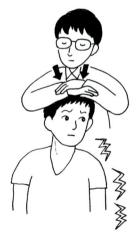

スパーリングテスト（Spurling Test）

図1

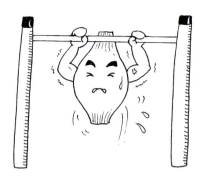

極論2　総合診療医が対応する上半身疾患は5つ

　整形の病気はたくさんあるのですが，よく出会う10〜20の疾患をしっかり勉強するだけで，ほとんどの患者さんにとって，あなたは整形外科医のように振る舞うことができます．なぜならば，**症例のほとんどが，よく出会う少数の疾患で占められていますし，そのほとんどがまずは保存的治療法から始めるのが基本**だからです．この項では，筆者が日常よく遭遇する，上半身，すなわち肩から手にかけての疾患を中心に勉強しましょう．例えば次のいくつかだけでも知っておくと，あなたの医師としての価値はかなり高まります．

よく出会う上半身の整形疾患

1. 肩関節痛―肩関節周囲炎（いわゆる五十肩）vs 肩関節腱板損傷 vs 頚椎神経根症状―
2. 上腕骨外側上顆炎（いわゆる「テニス肘」）
3. ド・ケルヴァン腱鞘炎
4. ばね指
5. ヘバーデン結節

1 肩関節痛―肩関節周囲炎(いわゆる五十肩) vs 肩関節腱板損傷 vs 頚椎神経根症状―

「肩が痛いんです」と患者さんが訴える場合の多くが,首を原因とする痛みです.この時の「肩」という言葉は,首より外側で肩関節より内側の,肩もみをする部分も意味しますが,

---

肩関節の診療方法

- この肩もみをする場所に痛みを感じ,さらに肩甲骨内側と脊椎に挟まれる部分へ鈍い痛みが放散する場合は,肩関節の痛みではなく,頚椎神経根の痛みです.肩関節をまったく動かさないように気を配りながら,患者さんに首を大きくグルリと回してもらいます.
- 痛い側の斜め後方に首が来た時に痛みが増強すれば,スパーリングテスト(図1)陽性で,頚椎の神経根症状と診断します.こうした時たいていの場合は,数週間にわたって徐々に改善するので,まずは経過観察します.

次に,首を動かさないように気を配り,肩関節だけを大きく回してもらいます.**すべての方向に可動域制限があり痛みが生じれば,肩関節周囲炎の診断になります**.この病気では数カ月から下手をすると1〜2年も症状が持続し,一生懸命に肩の柔軟運動を根気よく続けていくことが治療の中心になります.そして,**痛みが1つの決まったポジションと方向だけに認められる場合は,肩関節腱板の損傷や局所的炎症と理解します**.消炎鎮痛薬で様子を見ますが,損傷や炎症の場所を守るために周囲の筋肉をトレーニングで補強する理学療法を試みるのが第一ステップです.1カ月間は頑張ってみて症状が軽快しない場合は,大きな損傷がないことをMRIなどで確認し,大きな損傷があれば,外科療法を検討することになります.

2 上腕骨外側上顆炎（いわゆる「テニス肘」）

肘の外側が痛い場合のほとんどがこれです．**上腕骨外側上顆炎（テニス肘）** に対して，**上腕骨内側上顆炎（ゴルフ肘）** という疾患もありますが，ゴルファーでさえ前者の上腕骨外側上顆炎を患うことが多く，内側の痛みには実際にはあまり出会いません．【極論】をいえば**肘付近が痛い患者さんのほとんどが上腕骨外側上顆炎です**．手首を伸展する動きが，その筋群の付着する上腕骨外側上顆付近の腱に慢性的なストレスとして加わり，目に見えないような小さな腱組織の断裂や炎症が繰り返されると，いつの間にか組織が変性してしまい**腱症 [tendinosis]** という病態になり，慢性的な痛みになるのです（図 2）．

治療の基本は，原因になった負荷を避けることです．数週間様子を見ても改善しない時は，副腎皮質ホルモンを局所に注射することを試みます．運動療法，超音波を当てる，体外衝撃波（ショックウェーブ）を当てる（小さな組織内の癒着を剥がすことで痛みがなくなると考えられています），温めたり冷やしたり，そのほか，自己血小板を局所に注射 PRP [platelet-rich plasma, 自己多血小板血漿療法] などさまざまな治療法が試みられていますが，慢性化した症例では効果はあまりありません（後述）[9]．症状が数カ月も続いて改善が見られない時は，局所で変性した部分を丁寧に除去する手術が試みられることもあります．最近では，変性した組織を小さく破砕しながら取り除く施術器具も使われるようになり，より高い効果が期待されるのですが，まだ不確定と考えるべきです [10]．

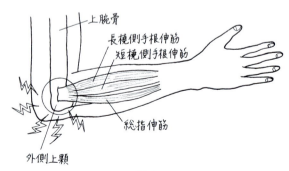

図2

このようにテニス肘の痛みの初期は炎症によるものですが，**3 カ月以上経過して tendinosis** になると，ステロイド注入などはあまり効かなくなるどころか，組織が弱って腱の断裂のリスクが高まったりして悪影響が出るデメリットのほうが大きくなるので，気軽にすべき治療ではないといわれています[11]．

3 ド・ケルヴァン腱鞘炎［De Quervain tenosynovitis］

　乳児を育てるお母さんがかなりの頻度で経験する手首の痛みです．乳幼児期の赤ちゃんを育てるには体力もいります．両手で赤ちゃんを抱きながら上へ下へとユーラユーラ 30 分頑張って，ようやく寝てくれた，なんてことの繰り返しです．赤ちゃんが育って重くなると嬉しいのですが，赤ちゃんあやしの手首への負荷はどんどん増します．毎日何度もこれが続くと，ほとんどのお母さんが「手首が痛くて，ものももてなーい」ということになります．

　この時の痛みは，手首の橈骨側，すなわち親指の付け根側に発生し，ものをもち上げることができなくなります．これが**ド・ケルヴァン腱鞘炎**（筆者の命名：赤ちゃんあやし腱鞘炎）です．古くから行われる診断方法に，**フィンケルシュタインのテスト［Finkelstein test］**（図 3）があります．**親指をこぶしで包むように中に入れて握り，痛い手首の親指側を引き伸ばすように，こぶし全体を小指側に曲げると，手首の親指側に激痛が走る**というものです．患者さんから話を聞きながら，フィンケルシュタインのテストをさりげなく

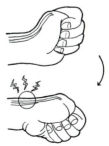

図 3

行い,「ほーら痛いでしょ」と実演すれば,患者さんの信頼獲得は大成功です.

　治療の基本は,原因になった負荷を避けることです.数週間様子を見ても改善しない時は,副腎皮質ホルモンを腱鞘に注射することを試みます.症状が数カ月も続いて改善がみられない時は,腱鞘を切り開く手術が必要になることもあります.

4　ばね指（弾発指）

　ものを強く手で握る運動をたくさんしすぎると発生します.指は前腕前面にある筋肉の細く長い腱が,操り人形が糸で引っ張られて動くとの同じ原理で屈曲します.強い力で握り締める時には,この腱に強い張力がかかり,腱が指の根本の滑車をくぐる部分で強い摩擦を受けます.何度もこの運動を繰り返すと,腱が炎症を起こし,滑車をくぐる部分でタマネギ状に腫れてしまいます.そして,この部分が滑車を通りにくくなり,これが引っかかるとスムーズに戻れなくなって,指の屈曲伸展のたびに引っかかって,痛みをともないながらスイスナイフの開け閉めのような急激な動きしかできなくなります（図 4）.

　治療の基本は握り締めるような運動を避けることです.数週間様子を見ても改善しない時は,副腎皮質ホルモンを局所に注射することを試みます.症状が数カ月も続いて改善が見られない時は,滑車の部分を切り開く手術が必要になることもあります.

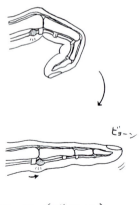

図4

5 ヘバーデン結節 [Heberden's node]

一番遠位の指関節 [distal interphalangeal joint；DIP]，遠位指節間関節の変形性関節症であり，関節の背面にコブが2つできるのが特徴です（図5）．中年以降の年齢の人に多く，「長年手を使いすぎて指の先がこんなに変な形になってきました．結構，痛かったりもするんですね．元の格好の良い手に戻すことはできないのでしょうか？」という訴えで，多くの患者さんが受診されます．残念ながら，素敵な治療法はなく，「これは長年手が頑張ってきた証拠の勲章です．この手に感謝しながら，上手に付き合っていきましょう」という話を患者さんにすることになります．NSAID [nonsteroidal anti-inflammatory drug，非ステロイド系抗炎症薬] 局所薬を使いながら，手をしっかり休ませてあげるのが治療です．「でも，慢性関節リウマチのような全身性の病気ではないので，安心してください．慢性関節リウマチは指のもう少し手のひら（手掌）に近い部分の関節がやられるんです」と付け加えれば，多少は患者さんの気持ちもおさまるのではないでしょうか？

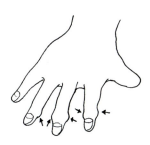

図5 ヘバーデン結節（Heberden's Node）

極論3　総合診療医が対応する下半身疾患は7つ：すべて最初は保存的に

次に，筆者が日常よく遭遇する，下半身，すなわち股関節から足にかけての疾患を中心に勉強しましょう．

よく出会う下半身の整形疾患

1. 股関節痛
2. 膝関節痛
3. ふくらはぎの肉離れ
4. アキレス腱炎
5. 足底腱膜炎
6. 痛風関節炎
7. 足指の骨折

股関節痛

　股関節の痛みは**鼠径部**（図6）に感じることを知っていますか？　この知識は臨床上，大変重要なことです．患者さんは，**下腹部が痛い**と訴えて受診することも多いのです．よく話を聞くと，消化器症状，泌尿器症状，婦人科症状がまったくなく，脚の動きで症状が増悪することから，股関節疾患を疑います．股関節をお尻側と鼠径部側を挟むように手で押さえ，反対の手を使って，患者さんの脚をあちらこちらに動かしてみましょう．手の中で動く大腿骨骨頭と痛みが証明できれば，股関節疾患の疑いが急激に高まります．**股関節の痛みが数カ月～数年にわたり徐々に悪化しているのであれば，診断は変形性股関節症**．これが，1～2カ月の間に比較的急に症状を呈していれば，

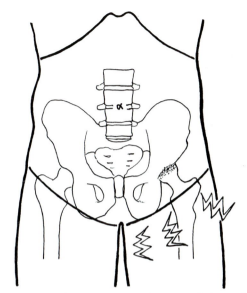

股関節の疾患では、鼠径部や下腹部が痛む

図6

大腿骨の骨頭壊死などの疾患も鑑別に挙がります．さらに，**数日間での急激な発症と発熱があれば感染性股関節炎すら念頭に置かなければなりません**．ただし，股関節は，体表からはやや離れた深い部分にありますので，診察だけで診断の詳細を下すのはたしかに難しい．結局，MRI といった画像診断をする必要が出てくることが多いものです．

2 膝関節痛

　膝の痛みを主訴とする患者さんは多く，細かい鑑別診断を挙げればたくさんになってしまいます．しかし，治療法は決して多岐にはわたらないので，初期対応は十分に総合診療医が対応できるものです．「膝をひねってひどく痛めたのですが……」という外傷の場合，ひどいものには十字靱帯損傷，半月板損傷，側副靱帯損傷などの可能性を考えなければなりません．ただし，そのほとんどが実は手術療法を選択しても，リハビリテーションという保存的治療を選択しても，その長期予後には大差がないケースが大半を占め，無作

為ランダム化比較試験の成績で治療法の優劣を学会が必死になって比べているくらいなのです[12].そこで**【極論】,すべて最初は保存的治療**なのです.

　明らかな外傷歴がなくても,いつの間にか半月板に亀裂が入って痛みがひどくなるという慢性経過をたどる患者さんの場合も,MRI で明らかにされた亀裂に対して関節鏡下手術をした群とリハビリテーションでねばった群を比較すると,1年後の痛みや機能での成績は差がありません.すなわち,すべての膝の痛みは消炎鎮痛薬を上手に使って(プロトンポンプ阻害薬[PPI]で胃を守りながら),まずはリハビリテーションで膝周囲の筋肉を鍛えて(水泳のバタ足,ジムでの膝周囲トレーニングマシーン,自転車こぎなどの non weight bearing exercise を選択し,体重負荷のあるジョギングは避けること)膝関節を外側から安定させ,膝内部の傷が自然に癒えるのを待つのが基本になります.

　さて,膝の痛みで「アッ,シマッタ」という赤信号は何でしょうか? まずはめったにお目にかからない,**化膿性関節炎**[septic/pyogenic arthritis].これは発熱などの全身症状がなければ,まずなさそうだと除外しましょう.どうしても心配がぬぐえなければ,関節液を針で刺して採取し,検査に出します.関節液の白血球数が鑑別の大きな助けになります.

関節液の白血球数の基準

1. $2,000/mm^3$ 以下は変形性膝関節症
2. $2,000 \sim 75,000/mm^3$ はリウマチなどの炎症性疾患
3. $100,000/mm^3$ 以上は化膿性関節炎

化膿性関節炎は早期の抗菌薬投与が予後を決定づけますので,スピード感のある判断が求められます.もう1つの赤信号は**関節周囲の骨の腫瘍性病変**です.ただし,こちらは超急ぎで診断する必要はありません.2~3週間経過した時点で,変だぞと感じて画像診断を行い発見すればよいものです.

3 ふくらはぎの肉離れ [gastrocnemius tear]

　アスリートであれば，体中のさまざまな筋肉の肉離れを経験することも多いでしょう．しかし，一般外来で普通の生活を送る人でも起こすのは，ふくらはぎの肉離れです（図7）．「ゴルフのバンカーから駆け上がった際にバチッとふくらはぎにきましてね」，「地下鉄のドアが閉まりそうになりあわてて乗ろうとした瞬間にバチッと……」，「階段を下りながら最後の段だと思っていたらもう1段，アッと目測を誤った瞬間にバチッと……」，これらはすべて私の診療現場での症例です．

**診察でふくらはぎの筋肉を触診し，
このスポットという圧痛点があれば診断確定**

治療は安静です．1週間ぐらいは歩行時に痛い脚側をかかと過重で歩き，ふくらはぎに安静を保ちます．2週目から徐々に過重を開始し，3週目は普通に歩くけれども走るようなことは避ける，そして4週目からジョギングぐらいの付加をかけて，1カ月経過時点で治癒することを1つの目安にします．**特別な治療はありません**．

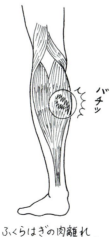

ふくらはぎの肉離れ
（Gastrocnemius Tear）

図7

4 アキレス腱炎

素人が急にランニングを始めた時，アスリートでもかなりの負荷をランニングで続けた場合，アキレス腱に小さな炎症や傷が蓄積し，アキレス腱炎や腱症を起こします．初期であれば炎症が主体ですが，時期が数カ月を経過すれば，上腕骨外側上顆炎と同様に腱症の様相を呈し，なかなか治らず苦労します．注意すべきこととして**体の重みを支えるアキレス腱は，断裂などの怪我も起こしやすいので，組織を弱くするリスクがある副腎皮質ホルモンの注射は避けるべきと考えられています** [13]．

5 足底腱膜炎

足の裏は，人間が2本脚歩行をするために，いつも実にけなげな努力をしています．人間が転んでしまわないためには，あの小さな足の裏の範囲に，体の重心がいつも落ちるように姿勢を保つ微調整を常に続けなければならず，いつもかなりの力を足底で働かせ続けているのです．前方に転びそうになるのを察すると，反射的に足底を屈曲して必死に体重をつま先側で支えますし，逆に後ろにのけぞりそうになると，足底を伸展して体重をかかと側で支えます．手のグーパーを繰り返すように，足はこの屈曲と伸展を常に続けているので，つま先側とかかとを引っ張る役目の足底腱膜には大きな負荷がかかるのです（図8）．

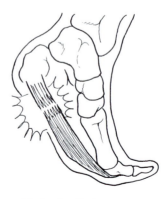

足底腱膜炎

図8

具体的には新しい革靴を買ってみたら足底のアーチが少ない靴底でなおかつツルツル, なんていう状況で, 足底への負荷が急激に増加して, 数日して「足の裏が痛くてしょうがない」という症状の人がたくさんいます.

診察をして, 足底の腱膜, 特に足底腱膜がかかと前方内側に付着する部分に圧痛がしっかりと認められれば, 診断は足底腱膜炎です. 治療は, やはり負荷を減らすことです. 革靴を避けて, スニーカーを履くようにするとか, 新調した革靴がもったいなければ, 土踏まずが高めのソールを買い求め, 靴の底に敷きましょう. さらに, かかと部分をソールで少々高くすると足底への負荷が減ることになって効果的です. このような配慮を数週間続けてみても症状が軽減しなければ, 副腎皮質ホルモンの局所注射を試みます.

6 痛風性関節炎 [acute gout]

痛風関節炎は単関節炎 [monoarthritis] の代表例です. 赤く腫れ上がる関節炎なので, 感染ではないかといつも心配になるものです. 一番よく発症するのが足の親指の付け根, すなわち第一足趾中足骨関節の痛風です (図9). 痛風は強い炎症による激痛を特徴とし, 赤くしっかり腫れ, 細菌性関節炎と本当によく似た外観を呈します. 腫れている付近に, 感染のもとになるなりうる外傷がないかは一応確認しておきましょう. 急性期の治療は, NSAID, 経口ステロイド薬, コルヒチンから選択するのが普通ですが, 胃腸系の副作用に気を配りましょう. プロトンポンプ阻害薬 (PPI) の胃薬を同時に投与しておくの

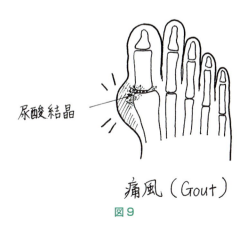

図9

が無難です．血中尿酸値を下げるための予防薬はアロプリノールなどの尿酸生成抑制薬を使うのがさまざまな理由から好ましく，尿酸排泄薬はあまり使いません．そして，尿酸値を下げる薬剤の投与開始から2～3カ月間は，逆に痛風発作の発生リスクが高まることがよく知られていますので，血中尿酸値を下げるための薬剤は，**痛風発作を何度も繰り返す，あるいは尿路尿酸結石の患者さんなど，どうしても使わなければならない状況だと判断した場合に初めて投与するのが基本です．血中尿酸値が 10 mg/dL を超えるなどかなり高くても，値を下げるためだけに予防薬を開始するのは，かえって痛風を引き起こすことになり，逆効果です．**健康診断で血中尿酸値がちょっと高いという人を見つけてはアロプリノールを出しまくるヤブ医者にはならないようにしましょう．

7 足指の骨折

歩いていて，間違えて何かを蹴ってしまい，足指を骨折することはよくあります．外から観察して大きな変形がなければ，対処方法は簡単です．**バディテーピング [buddy taping]** (図10) をすればよいのです．「buddy (バディ)」とは，日本語に訳せば相棒とか友達のことで，痛い指とその隣の指を一緒にしてテープで固定します．つまり，隣の指を相棒として添え木に使い，痛い指を固定します．蒸れないように，2本の指間に小さなガーゼ等を挟み，1日に2回ぐらいはテープを巻き直してあげましょう．痛みが落ち着くまで2～4週間固定してあげれば，たいていは治癒します．さて，「痛い指」という

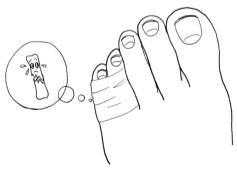

足指の骨折
図10

表現をしたのは，必ずしもＸ線写真を撮る必要すらないからです．仮に骨が折れていなくても，バディテーピングで数日様子を見て，痛くなければ治療を終了させるわけですし，折れていれば痛みが長期化するのでバディテーピングの期間は結局症状に合わせて長くせざるをえません．**折れていようがいまいが，しっかりした骨折であろうがヒビであろうが，症状によって固定期間が決められていくのですから，Ｘ線所見はどうでもよい**，という【極論】になります．

極論4 骨粗鬆症では骨密度以外の危険因子への対処が大切

あるデータによると,全女性のなんと44%,全男性の25%が老年期に骨折するのだそうです[14].日本の大腿骨頚部骨折は,100人を10年間にわたり観察すると男性で1人,女性で3.5人の患者数というデータ[15]もあります.

脊椎圧迫骨折は急性の背骨の痛みが症状ですが,**時間が経てば骨折は落ち着き**,何回か骨折しているうちに「**腰が曲がる**」という老人の体格になっていきます.骨折部分に特殊な針を刺し,風船で膨らました後にセメントを注入する椎体形成術には効果が乏しいエビデンス[16]がどんどん出てきています.脊椎圧迫骨折もまた結局は**保存的治療が第一選択**です.

大腿骨頚部骨折は,歩行が困難になり,寝たきりの原因になったりして,体力が衰えて肺炎になって死亡するなど,健康上の影響も大きくなります.こちらは整形外科で早期に手術して早期の離床を目指します.社会の高齢化で大問題になり,近年,骨粗鬆症の検診や治療が盛んになってきたのです.

さて,どのような人が骨折するのでしょうか? もちろん,骨粗鬆症の人のほうが,より軽症な骨減少症の人よりは骨折の危険が高いのですが,骨折した人を実際に集めてみると,骨減少症の段階で骨折している人のほうが絶対数では多いのです[17].もともと骨減少症の人口のほうが圧倒的に多いのですから,危険が低くても症例数は多くなるのです.「じゃあ,軽症の人でもどんどん治療しなきゃ」と早とちりしないこと.「いやいや違います.**骨密度は,たくさんの骨折危険因子のたった1つに過ぎない.骨密度がそれほど低くない人でも,ほかの危険因子が高いと骨折に至るのです.すなわち,骨密度以外のほかの危険因子にもっと気を配らなければならない**ということです」.

次にほかの危険因子を並べてみましょう．

骨粗鬆症における骨密度以外の危険因子

- 高齢
- 過去の骨折の既往
- 長期のステロイド治療歴
- やせすぎの人
- 骨折の家系
- 喫煙
- 飲酒
- 家の中がごった返していて，つまずいて転倒しやすい
- 運動不足と筋力低下
- 視力低下

などが挙げられます．この中には努力で改善できない家系や高齢といった因子もありますが，禁煙，禁酒，家の整理整頓，運動リハビリテーション，眼科矯正や白内障手術は改善できる因子です．骨密度を増やすための薬物治療だけではなく，これら改善可能な因子への対処もとても大切なことなのです．

骨密度のスクリーニングは何歳に始めるべきか？　ずばり65歳でOKです．骨折の多くが75歳以降に発生しますので，その10年前の65歳の段階で低い骨密度を発見し薬物治療を開始すればかなり十分なようです．もう一度強調します．

骨折の原因は骨密度だけではありません．
ほかの危険因子に対する治療も重要視しましょう．
骨密度とほかの危険因子を入力すると
10年以内の骨折発生リスクが表示される
FRAX® WHO 骨折リスク評価ツール[18]
を重要視しましょう．

さあ，ここからは骨密度を高めるための治療を一応解説します．

- まずは，適度な運動を生活に取り入れることです．骨にカツを入れなければ，骨が強くなりません．宇宙ステーション滞在中の飛行士は無重力状態で筋肉を使わないので，骨密度をかなり失います．

- そして，十分なカルシウムとビタミンDの補充療法が基本です．骨密度には効果が期待できる治療法なのですが，血管壁へもカルシウムが沈着して動脈硬化が進みやすく，1.2倍も心筋梗塞や脳梗塞になりやすいというエビデンス[19]があり要注意です．動脈硬化の疾患をもつ患者さんでは，補充療法を避けるのが無難です．補充療法を行わずとも，日光があまり強すぎない，皮膚に優しい時間帯に適度に皮膚を露出して外出することで，相当量のビタミンDを自分の身体で合成できますから，必ずしもビタミンDの薬剤を摂らなければならないというものでもありません．ビタミンDの血中濃度を測って，これを薬剤で必死に上げようという治療法にはあまり大きな効果はなく，かなり低めのビタミンDの血中濃度でも骨密度に影響がないことがデータ[20]で示されつつあります．

- そして次に，ビスホスホネート製剤の内服です．あまり長期に服用すると，骨密度は上昇しても骨が病的に硬くなって，変な場所の骨折危険を高めることが明らかにされています[21]．また，内服中には骨の新陳代謝が薬の影響で落ちて，歯のインプラント治療などの際に顎の周囲の骨組織が再生されず治療に悪影響を与えることが広く知られています．稀には顎の骨が壊死に陥る副作用も報告[22]されています．そのほか，いくつもの薬物治療が存在しますが，これらを使用する判断は骨代謝の専門医が熟慮の上行うべきで，気軽にどんどん使うべきではありません．【極論】は，

ほかの危険因子への治療も重要視しましょう

です．

整形疾患でエキスパートに負けないポイント

1. 椎間板ヘルニアは自然治癒する
2. 使いすぎによる炎症では安静が基本
3. 慢性関節痛では周囲筋力トレーニング
4. 骨粗鬆症の治療では骨密度以外に気を配れ

●文献
1) Wegner I, Widyahening IS, van Tulder MW, et al: Traction for low-back pain with or without sciatica. Cochrane Database Syst Rev 8: CD003010, 2013.
2) van Poppel MN, Koes BW, van der Ploeg T, et al: Lumbar supports and education for the prevention of low back pain in industry: a randomized controlled trial. JAMA 279: 1789-94, 1998.
3) Kovacs FM, Abraira V, Peña A, et al: Effect of firmness of mattress on chronic non-specific low-back pain : randomised, double-blind, controlled, multicentre trial. Lancet 362: 1599-604, 2003.
4) Rubinstein SM, Terwee CB, Assendelft WJ, et al: Spinal manipulative therapy for acute low-back pain. Cochrane Database Syst Rev 9: CD008880, 2012.
5) French SD, Cameron M, Walker BF, et al: Superficial heat or cold for low back pain. Cochrane Database Syst Rev (1): CD004750, 2006.
6) Nadler SF, Steiner DJ, Erasala GN, et al: Continuous low-level heatwrap therapy for treating acute nonspecific low back pain. Arch Phys Med Rehabil 84: 329-34, 2003.
7) Furlan AD, van Tulder MW, Cherkin DC, et al: Acupuncture and dry-needling for low back pain. Cochrane Database Syst Rev (1): CD001351, 2005.
8) Rosenfeld M, Gunnarsson R, Borenstein P: Early intervention in whiplash-associated disorders : a comparison of two treatment protocols. Spine (Phila Pa 1976) 25: 1782-7, 2000.
9) de Vos RJ, Windt J, Weir A: Strong evidence against platelet-rich plasma injections for chronic lateral epicondylartendinopathy : a systematic review. Br J Sports Med 48: 952-6, 2014.
10) McShane JM, Nazarian LN, Harwood MI: Sonographically guided percutaneous needle tenotomy for treatment of common extensor tendinosis in the elbow. J Ultrasound Med 25: 1281-9, 2006.
11) Smidt N, van der Windt DA, Assendelft WJ, et al: Corticosteroid injections, physiotherapy, or a wait-and-see policy for lateral epicondylitis : a randomised controlled trial. Lancet 359: 657-62, 2002.
12) Sihvonen R, Paavola M, Malmivaara A, et al; Finnish Degenerative Meniscal Lesion Study (FIDELITY) Group: Arthroscopic partial meniscectomy versus sham surgery for a degenerative meniscal tear. N Engl J Med 369: 2515-24, 2013.
13) Shrier I, Matheson GO, Kohl HW 3rd: Achilles tendonitis : are corticosteroid injections useful or harmful ? Clin J Sport Med 6: 245-50, 1996.

14) Nguyen ND, Ahlborg HG, Center JR: Residual lifetime risk of fractures in women and men. J Bone Miner Res 22: 781-8, 2007.
15) Filipov O: Epidemiology and social burden of the femoral neck fractures. Journal of IMAB 20: 516-8, 2014 (http://www.journal-imab-bg.org/issue-2014/issue4/vol20issue4p516-518.html).
16) Buchbinder R, Osborne RH, Ebeling PR, et al: A randomized trial of vertebroplasty for painful osteoporotic vertebral fractures. N Engl J Med 361: 557-68, 2009.
17) Wainwright SA, Marshall LM, Ensrud KE, et al; Study of Osteoporotic Fractures Research Group: Hip fracture in women without osteoporosis. J Clin Endocrinol Metab 90: 2787-93, 2005.
18) FRAX®. WHO fracture risk assessment tool. Calculation tool (http://www.shef.ac.uk/FRAX/tool.aspx?country=3).
19) Bolland MJ, Grey A, Avenell A, et al: Calcium supplements with or without vitamin D and risk of cardiovascular events : reanalysis of the Women's Health Initiative limited access dataset and meta-analysis. BMJ 342: d2040, 2011.
20) de Boer IH, Levin G, Robinson-Cohen C, et al: Serum 25-hydroxyvitamin D concentration and risk for major clinical disease events in a community-based population of older adults : a cohort study. Ann Intern Med 156: 627-34, 2012.
21) Meier RP, Perneger TV, Stern R, et al: Increasing occurrence of atypical femoral fractures associated with bisphosphonate use. Arch Intern Med 172: 930-6, 2012.
22) Chiu WY, Chien JY, Yang WS, et al: The risk of osteonecrosis of the jaws in Taiwanese osteoporotic patients treated with oralalendronate or raloxifene. J Clin Endocrinol Metab 99: 2729-35, 2014.

3 神経 [Neurology]

> 極論 1　THUNDERCLAP HEADACHE では，くも膜下出血を見逃すな
> 極論 2　慢性頭痛は片頭痛の除外から
> 極論 3　脳血管障害を疑うには
> 　　　　両上肢挙上テスト，前腕回転テスト，指タップテスト
> 極論 4　めまいではバラニー試験（Dix-Hallpike テスト）を是非覚えよう

極論 1　THUNDERCLAP HEADACHE では，くも膜下出血を見逃すな

新たな急性の頭痛で受診する患者さんで見逃せないのは，**くも膜下出血**です．

これは英語で thunderclap headache といいますが，thunder は「雷」, clap は「拍手を打つ」「頭痛」すなわち雷が突然に轟くような「バーン」という音のような突然の頭痛は 25％ がくも膜下出血だというデータ[1]もあり，超要注意なのです．死亡率 50％ ともいわれるくも膜下出血は，そのほとんど（85％）が脳動脈瘤の破裂を原因とします[2]．致死的な大破裂の前兆として小さくも膜下出血を生じることが少なくはありません．くも膜下出血では血が出た瞬間に痛むのですから，当然ながら突然発症です．大出血の前兆の段階で，小さくも膜下出血をとらえ，大破裂直前の脳動脈瘤を見つけて治療（開頭クリッピングや血管内カテーテル手術のコイリング）につながれば，救命の大手柄となります．

第3章　神経　49

くも膜下出血をとらえる方法は，CT 検査で出血をとらえること，髄液検査で赤血球やキサントクロミー（髄液に広がった血液が溶血変性してヘムになり黄色味をおびるサイン）を証明する方法です．「**極論で語る神経内科**」（丸善出版，2014 年）にも強調されているように，昔から行われてきていて，今でも基本とされる方針は，

> **くも膜下出血を診断する基本方針**
>
> 1. CT 検査で，くも膜下出血をとらえることを試みる
> 2. とらえられない場合は，髄液検査で赤血球やキサントクロミーの有無を確認する
> 3. 1 と 2 が両方大丈夫で初めて，くも膜下出血はないと判断する

ことです．神経専門医はくも膜下出血の患者さんに少なからず遭遇し，その恐ろしさを知っています．典型的な thunderclap headache のみならず「よくわからない初発の頭痛」でも，この基本を絶対に外すなと神経内科医の河合真先生は説いています．

　注意事項として CT 検査は，頭痛発症後に時間が経つにつれて血液が髄液中に拡散して薄まり，CT で出血をとらえることが難しくなります．CT 検査が普及途上の昔は，検査までの時間が随分とかかる時代もあり，また CT の画像も質がよくない時代では CT による見逃し症例は多かったのでしょう．髄液検査で初めてくも膜下出血が判明するケースも少なくなかったと想像されます．

　さて，しかしここで，最近はこのルーティンにも変化の兆しが表れてきていることに言及したいと思います．CT 検査が普及し，頭痛発症後早期に CT 検査がなされるケースが多くなり，また画像の質が向上したことで，CT 検査が全症例に近いぐらいの精度で，くも膜下出血をとらえることができる時代になりました．12 時間以内であれば 98％の感受性，6 時間以内であれば 100％の感受性で全症例を診断できたというデータ[3]もあります．その一方で，髄液検査のキサン

トクロミーは，頭痛発症後12時間〜7日目の時点では100％の感受性なのですが，キサントクロミーが実際に明らかになるまで頭痛後2〜4時間くらいは少なくともかかるようです[4]．また，穿刺の際の血液混入で髄液検査の判定が難しい場合もあること，腰椎穿刺は検査後の髄液漏による頭痛が数日間も続きかなり不快である難点もあります．世界一のCT保有数と医療へのアクセスの良さを誇る日本では，頭痛早期にCTがなされることが多い，という実情もあります．状況によっては髄液検査を省くこともオプションの1つであるという意見も聞かれるようになってきたのです．

よく分からない初発の頭痛 ⇨ CT ⇨ LP（ルンバール）
「ルーティンを 変えるな」

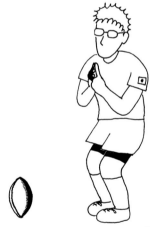

神内　河合先生　特別出演
（詳しくは「極論で語る神経内科」P11 コラム1）

> **筆者談 1** 救命しえた 1 例

　26 歳の女性が，朝起きると左側の軽い頭痛を自覚しました．なんと，気がつくと**左側の顔面の感覚がまったくない**ことに驚いて受診されました．そのほかは，四肢の麻痺や感覚障害はまったくなく，複視，視覚障害もありません．話すことも普通にできます．診察所見では，舌を含めた左顔面の知覚が完全に失われている以外は，両上肢挙上テスト［pronator drift］，前腕回転テスト［arm rolling］，指タップテスト［rapid pinching］（図 2 参照）の大脳半球性の麻痺を認めず，知覚もほかの部位は大丈夫です．外眼筋の麻痺もなく，瞳孔も正常です．寝ている間に発症したことなので，発症が突然であったか否かは判断できません．

　ただ，三叉神経の麻痺をともなう軽度頭痛が若年者に発生したのですから，CT 検査を即時施行し，左の小脳橋角部に出血を見つけました．この方はただちに大病院の脳神経外科へ紹介し，脳動静脈奇形からの出血の診断のもと，緊急手術でなんら障害を残すこともなく全快されました．程度は軽くても**神経学的所見をともなう頭痛**は要注意です【極論 3】．

> **筆者談 2** 診断が遅れた 1 例

　50 歳代の男性が，3 日間程度のひどい頭痛で来院されました．この患者さんは慢性頭痛をもっていて，時々ひどい頭痛に悩まされるという病歴を得ましたが，片頭痛としても非典型的なものであるのか，あるいは筋緊張性頭痛なのか，短時間の診察では判然としないものでした．ところが，今回の頭痛は**今までの中では一番ひどいもの**だと訴えます．そしてもう 3 日目と頭痛が長引いていました．診察所見では，神経局在徴候はまったくありません．いつもイロハに診察する両上肢挙上テスト，前腕回転テスト，指タップテスト（図 2 参照）の大脳半球性の麻痺を認めず，知覚も大丈夫です．脳神経の麻痺や，小脳症状もありません．突然の頭痛発症ではなかったことと，夕刻の受診で，CT 検査をするには何時間も待たせる米国病院の救急受診をしてもらうしかなく，それも気の毒に思ったので，強い痛み止めで様子を見ることにしました．

　その後，数日間頭痛が持続し，自宅近くの診療施設を受診されました．MRI 検査で神経膠腫の腫瘍内出血であることが判明しました．この時は**今までで一番ひどい頭痛，あるいは程度が悪化していく頭痛**には要注意であると感じました【極論 2】．

極論2　慢性頭痛は片頭痛の除外から

　脳に器質的な疾患がないのに，繰り返し頭痛が現れる，すなわち「頭痛もち」，慢性頭痛の患者さんは少なくありません．頭痛が副鼻腔炎・顎関節症・歯痛など脳の外の原因でないことを確認した状況では，頭痛は一次性（または機能性）と呼ばれます．

一次性（機能性）頭痛の種類

1　3分の2を占めて一番多い**緊張性頭痛**　　　｜　**1**と**2**を合わせて
2　4分の1を占めて二番めに多い**片頭痛**　　　｜　90％以上
3　そのほかに**群発頭痛**（1％以下）など珍しいタイプの頭痛

があります．
　したがって，総合診療医は，緊張性頭痛と片頭痛をマスターしておけば十分です．国際学会[5)]が定めた診断基準があり一読の価値はあります．しかし【極論】すれば，この基準は

片頭痛でなければ緊張性頭痛と診断する

ということになっています．

片頭痛

　特徴が際立っている**片頭痛**［migraine］から理解するのが簡潔なので，こちらから始めます．片頭痛の特徴を覚える英語版キーワードは「POUND」です．動詞の「pound」は，ドンドン打つことを意味し，片頭痛の痛みそのものです．また，名詞では重さの単位のPOUNDを意味します．

> ### 片頭痛の特徴「POUND」
>
> P は **P**ulsatile「ガンガンと拍動性」
> O は **O**ne-day「4〜72時間の持続で,ほとんどが1日間」
> U は **U**nilateral「片側」
> N は **N**ausea「吐き気」
> D は **D**isabling「頭痛がひどく活動できない」

　POUNDの5つのうち4つあれば片頭痛と判断してよいのです.片頭痛の30％には,**閃輝暗点**(片側の視野だけ数分〜1時間くらいキラキラ星が出現するように見づらくなる)などの前兆症状が出現します.前兆があれば片頭痛の診断は確定的で,典型例(classical migraine)と呼ばれます.典型例は,「閃輝暗点が30分ぐらい続いた後で,片側の拍動性頭痛が出現し,真っ暗で静かなところに隠れたくなり,じっと静かに頭痛に耐えること半日,頭痛が和らいできたら吐き気と嘔吐が1日続いてようやく治まる.こんな頭痛が年に数回あって,これが予期しない時に襲ってくるのだからイヤになってしまう」,という感じでしょうか.典型例を頭に入れておけば,これに近い感じの頭痛はとりあえず片頭痛と思えばよいのです.

　片頭痛の治療はNSAID[nonsteroidal anti-inflammatory drug, 非ステロイド系抗炎症薬]または片頭痛薬のトリプタン系薬[triptan]を前兆症状の段階など,なるべく早期に使用します.内服薬以外にも,皮下注射,鼻腔・舌下投与など,即効性のトリプタン系薬もあります.1カ月に8日間以上の片頭痛があるような頻回症例では,片頭痛予防薬の投与を考えますが,頭痛の程度や期間を半分にすることを目標にする程度の効果しかありません.

2 緊張性頭痛

　さて,片頭痛と対極にある**緊張性頭痛**[psychogenic headache]はどう定義されるのでしょうか？

> **緊張性頭痛の特徴**
>
> - 30分〜7日間と片頭痛よりも持続時間が長い症例がある
> - 両側に発症
> - 締め付けられるような持続痛
> - 比較的軽度
> - じっと静かにしていなくても耐えられる痛み

このような頭痛です.

吐き気や嘔吐はなく,明るくうるさい場所でも比較的大丈夫.このように,片頭痛とは反対の特徴がずらりと並びます.治療はNSAIDやカフェインといった普通の鎮痛薬です.

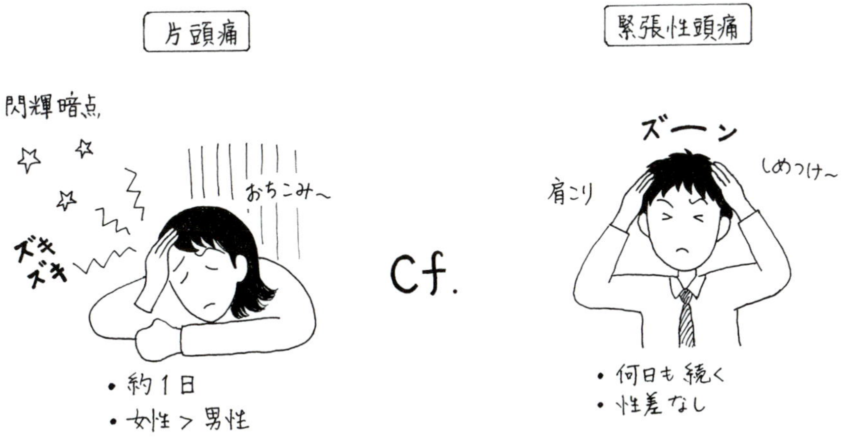

図1 片頭痛と緊張性頭痛

コラム1　脳動脈瘤を見つけたら……？

　全国にMRI施設が散りばめられ，脳ドックが盛んに行われているのは日本特有のことです．そしてその脳ドックの目的の1つが，くも膜下出血の原因である脳動脈瘤を事前にとらえて治療することにあります．脳動脈瘤がクリッピングやコイリングで破裂しなくなれば，くも膜下出血をなくすことができるはずだという期待が込められています．

　しかし，実は一生破裂しない運命にある脳動脈瘤が大多数なのです．そして，脳動脈瘤のクリッピング手術は0.6％の死亡率と4.3％の脳梗塞合併症リスク，またカテーテルによるコイリングは1.6％の死亡率と9.0％の脳梗塞合併症リスクをもち，決して少なくはないのです[6]．片っ端から脳動脈瘤の予防治療をするようなことをすれば，破裂を未然に防いで命拾いする人の数よりも，治療による合併症の人の数のほうが多くなって有害になる可能性すらあります．

　中国でのあるMRAデータ[7]によれば，7.0％もの人が脳動脈瘤をもっているそうです．その大多数が5 mm以下で破裂危険がほとんどないものです．この大きさであれば，救われるのはごく一部の症例だけということになります．

　脳動脈瘤は7 mmの大きさを超えると破裂率が急激に高まるといわれています[8]．脳ドックで脳動脈瘤が仮に見つかっても，治療は大きさが7 mmに達した時点とか，急に瘤径が増大した段階で考えるのが適切で，小さく変化しないものは手を加えずに経過観察する用心深さが大切です．

> **極論3** 脳血管障害を疑うには両上肢挙上テスト，前腕回転テスト，指タップテスト

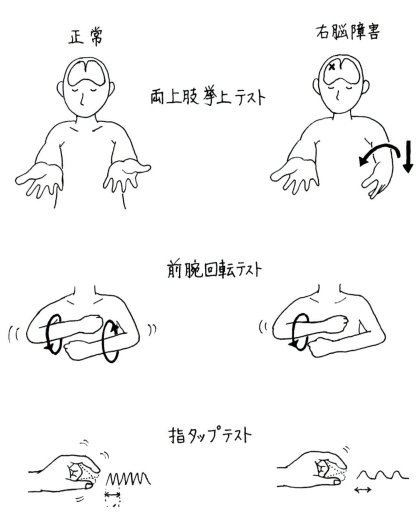

図2　覚えておきたい大脳半球の障害による軽い麻痺の診方

急に麻痺や感覚障害が発生し，歩けない，話せないといった症状が出現すると，**脳血管障害［cerebrovascular disease；CVD（通称：脳卒中）］**を心配して患者さんが受診してきます．程度がひどければ，すぐにでも救急車を呼ぶのでしょうが，その程度が軽いと，一般外来に突如そのような患者さんが現れたりします．詳細な神経内科診察テクニックを体系的に行うことは，総合診療医にとっては現実的には難しいと思いますが，神経内科の急性疾患である脳血管障害のマネージメントの大まかな流れのイロハは知っておきたいところです．そして，急性期を病院で乗り越えた後の慢性期の管理はしっかり身につけておきたいところです．
　脳血管障害は，

> **脳血管障害の分類**
>
> - 血管が詰まって脳組織が障害を受ける梗塞
> - 血管が破裂する出血

に大別されます．脳の一部分の機能が障害され，障害された部分に特有な神経機能障害が発生します．内頸動脈から血流を受ける前大脳動脈，中大脳動脈，そして椎骨動脈・脳底動脈から血流を受ける小脳や脳幹への動脈，後大脳動脈など，それぞれの部位でかなりパターン化された神経障害が発生するので，脳血管障害をたくさん診療する神経内科医は，患者さんの訴えを少し聞いて神経内科診察をサクッと行えば，病変の部位を瞬時にして推定するようです．CT検査やMRI検査が普及した現代でも，梗塞の場合は発症後数時間の初期には画像上の異常が出ないことが多く，神経内科医の基本ワザは大切です．ただ最近は，神経内科のワザが不十分であっても，画像診断でかなりの情報を得ることができるようになったので，神経内科専門医でない総合診療医の活躍範囲が広がりました．

1 頭部 CT 検査

まず初めにすべきは，**頭部 CT 検査**です．短時間で撮影でき，出血をとらえる力に優れる CT 検査で，出血を除外します．CT 検査が正常の場合は梗塞であると仮定して，診療を進めます．出血と梗塞では治療が異なるので，CT 検査でどちらに進むかを区別するのがはじめの 1 歩なのです．

CT で出血が確認されれば，脳内出血，くも膜下出血，硬膜下または硬膜外出血のいずれであるかを CT 画像から判断します．そして，しっかりとした施設と専門医がいる大病院へ転送する準備を至急行います．それぞれの病態ごとに多少異なる目標値が提唱されているものの[9]，出血においては，正常血圧の血圧 140 mmHg 以下を目標に血圧コントロールをしながらさらなる出血を防止します．テント下の 3 cm 以上の大きな小脳出血では外科的血腫除去が検討されます．くも膜下出血では，早急に血管造影などの検査で出血源の脳動脈瘤を見つけて早期のクリッピング手術や動脈瘤コイル塞栓術を施行することになります．そして，硬膜下または硬膜外出血では脳外科に早急に治療を依頼することになります．

2 脳梗塞 / 一過性脳虚血発作

CT で出血が確認できない時は**脳梗塞**（あるいは**一過性脳虚血発作**）を考えます．**発症から 6 時間以内（特に 3 時間以内）では血栓溶解療法**を考慮します．すでに述べましたように，早期の梗塞は CT 検査や MRI 検査であまりとらえることができません．発症から 3 時間の時点で梗塞がとらえられる確率は，すなわち CT 検査と MRI 検査の感受性は，7％と 46％しかないというデータ[10]があります．すなわち，画像診断が答えをくれない状況で，臨床判断で血栓溶解療法への決断をしていく状況がたくさんあるのです．血栓溶解療法を施行した場合，治療後の脳内出血の発生を防ぐために**血圧を 180/105 mmHg 以下に保つ**努力をします．出血と異なり，かなり高めの血圧コントロールであるのは，詰まった血管の先に少しでも多くの血流を確保したいからです．麻痺の発生から 6 時間以上が経過しているとか，血圧がどうしても 180 mmHg 以下にコントロールできず，血栓溶解療法が施行されなかった脳梗塞では，なんと**血圧を 220/120 mmHg 以下**という，かなり高めの血圧管理をします．出血の管理では血圧をかなり抑えるのと大きく異なるのです．

脳梗塞の原因は，以下の3つが主なものです．

脳梗塞の原因

1. 心房細動による心房内血栓が飛んで脳に詰まる（心房細動の人は放置しておけば1年間で20人に1人，すなわち5％の危険で脳梗塞を発生し，この危険を約4分の1の年間1％程度に下げるのが抗凝固療法です）
2. 脳へ行く動脈や小動脈が動脈硬化で詰まる
3. 運悪く心房中隔の卵円孔開存［patent foramen ovale；PFO］を通じて静脈系の血栓が脳に飛んで詰まる（PFOはなんと人類の4人に1人にあるのに，脳梗塞に皆がなるわけでもなく，仮に血管内手術でPFOを閉じる手術をしても梗塞予防効果が高くないことが判明しています[11] [12]）

⬇ 治療法

1. に対しては，心房細動を止めて洞調律にする（電気ショックあるいは薬物投与により），心房細動はそのままとして抗凝固療法を投与，さらには血栓の生成場所である左心耳を血管内治療で詰めてしまうWatchman device療法が最新のものとして登場してきています
2. に対しては，アスピリンによる抗血小板療法（アスピリンを160～325 mg/day，麻痺で飲めないならば経直腸投与も可）と早期のスタチンを投与します（梗塞発生直後から保険で認められる最高用量のリピトール10～20 mgを投与．飲めない場合は経鼻胃管で投与も可[13]）
3. に対しては，PFOがあるだけで無症状であれば無治療．脳梗塞がPFOにより発生したと考えられる症例ではPFOを放置しながらアスピリン投与を脳梗塞再発予防のために一生続けます

頚動脈内膜切除[carotid endarterectomy；CEA]や**頚動脈ステント留置術[carotid artery stenting；CAS]**を考慮するのは頚動脈の動脈硬化性狭窄が80%にも達するような高度狭窄例になってはじめてであることを知っておきましょう．

3 動脈硬化の予防

　最後に，すべての症例に当てはまる，当たり前の大切な治療のおさらいです．脳血管障害（通称：脳卒中）は，血管のいわば老化の病気ですから，動脈硬化を防ぐ基本的努力が必須なのです．したがって，

> **動脈硬化を防ぐ基本的治療**
>
> 1. 禁煙
> 2. 高血圧治療
> 3. 糖尿病治療
> 4. 抗コレステロール治療

以上を，食事や運動といった基本的な生活習慣改善と薬物治療を最適化しながら行っていかなければなりません．そして，脳血管障害で失われた機能へのサポートと回復を，リハビリテーションを含めたチーム医療で早期離床を支えていくことになります．

食事の嚥下障害による誤嚥性肺炎の予防は,

> **誤嚥性肺炎予防のための工夫**
>
> - 嚥下能力の評価
> - ゼリーのような半固形物から開始する嚥下訓練
> - ベッドの頭部を30度程度上げた病床で誤嚥を防止
> - 歯磨きをしっかりして口腔内の衛生を保ち細菌を減らす

といった工夫がなされます．機能喪失により，抑うつ状態に陥るのは至極当然の現象であり，精神面でも支援していく必要があります．

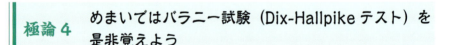

極論 4　めまいではバラニー試験（Dix-Hallpike テスト）を是非覚えよう

「めまいがする」を主訴に受診する患者さんはたくさんいます．ただし，「めまいがする」というクラクラして倒れそうになる感覚は，さまざまな異なる病態によって引き起こされ，症状も多岐にわたります．そのすべてが「めまいがする」という訴えになるのですから，目の前の患者さんの「めまいがする」は本当は何を意味するのかをしっかり把握することが診察のスタートです．実は，「めまいがする」は，【極論】で語れば，次の3つの症状に分類できます．

> **めまいの種類**
>
> 1. 回転性めまい
> 2. 起立性低血圧
> 3. 運動失調

1 回転性めまい［vertigo］

　回転性めまいは，自分の周りの環境あるいは自分自身がぐるぐる回ったり，揺れたり，傾いたり，ふわふわ浮き沈みしたりする感覚です．人間の内耳には自分が置かれた位置を把握するための平衡感覚器官である三半規管や前庭があり，左右の内耳が常に位置を把握するための情報を前庭神経を通じて，脳幹（橋・延髄），そして大脳へ送り続けています．

　ところが，内耳の平衡感覚器官が炎症や一時的な機能不全で情報を送れなくなったり（末梢性めまい），情報を伝達分析する脳幹そして大脳に異変が生じる（中枢性めまい）と，人間は自分の身体がどちらを向いているのかわからなくなり，迷ってしまい，めまいを生じるのです．

2 起立性低血圧［orthostatic hypotension］

　起立性低血圧は，急に立ち上がった際に血圧が低下し，脳への血流が一瞬低下することで，立ちくらみを生じる現象で，目の前が真っ白，あるいは真っ暗になって失神しそうな感覚です．長風呂のあとで急に立ち上がるとクラッとくる誰もが経験したことのあるはずのあの感覚です．高血圧治療薬を内服中の患者さんや高齢者では，血圧調整メカニズムが弱り，ちょっとした体位変換でクラクラが頻繁に起き，「めまいがする」という訴えになります．

3 運動失調［ataxia］

運動失調とは，さまざまな筋肉が絶妙に力の加減を調節して身体を動かす際に，その調整能力が失われている状態です．小脳あるいは固有深部知覚の障害で運動失調が発生し，その際に不安定感を感じます．手を伸ばして何かをつかもうとしても，なかなか目的のものに手が向かず，迷いながら手を伸ばしていくもどかしい感触を想像しましょう．これが，身体のさまざまなたくさんの種類の動きで発生するのですから，なんとも気持ちが悪く，「めまいがする」という表現でとらえられるのです．

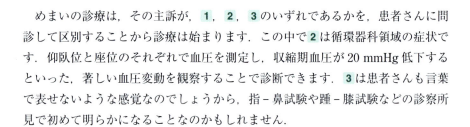

めまいの診療は，その主訴が，**1**，**2**，**3**のいずれであるかを，患者さんに問診して区別することから診療は始まります．この中で**2**は循環器科領域の症状です．仰臥位と座位のそれぞれで血圧を測定し，収縮期血圧が 20 mmHg 低下するといった，著しい血圧変動を観察することで診断できます．**3**は患者さんも言葉で表せないような感覚なのでしょうから，指−鼻試験や踵−膝試験などの診察所見で初めて明らかになることなのかもしれません．

この章では，**1**の回転性めまいについて集中的に語ります．**1**はすでに述べましたように，内耳の平衡感覚器官が一時的に機能不全に陥る良性頭位変換性眼振（めまい），メニエール病，ウイルス性前庭炎といった**末梢性めまい**と，脳幹梗塞や多発性硬化症などの**中枢性めまい**に分類されます．幸いなことに，回転性めまいは，自然軽快する良好な経過をとることが多い末梢性めまいであることがほとんどです．このことをふまえると，めまいの患者さんの対処方法のほとんどは，症状を和らげるような抗ヒスタミン薬などを投与しながらの経過観察ということになります．しばらく時が経てば，ほとんどの患者さんは自然に軽快していくのですから，診療で大切なことは，数少ない中枢性めまいのケースに出会った場合にこれを的確に疑い，まずはCTで出血でないことを確認し，そして次にMRI検査をして正しく診断するということなのです．そして，虚血性であればアスピリンやスタチン系の抗コレステロール薬の投与を速やかに始めて，その後の脳梗塞の進展や発症を防ぐことを目指すのです．

中枢性めまいを疑うコツを述べます．

> **中枢性めまいを疑うポイント**
>
> 1. 高齢・高血圧・糖尿病・喫煙・高コレステロールなど動脈硬化のリスクがある人
> 2. 歩こうとすると転んでしまうほどのめまい
> 3. 第八脳神経である内耳神経以外の脳神経障害の存在
> 4. 末梢性めまいのいつも同じ方向の水平性眼振とは異なり，縦方向とか状況により眼振の方向が変化する
> 5. 末梢性めまいでは一方向を注視するとめまいが軽減するのに，中枢性では軽減しない
> 6. TIAでは数分から数時間，梗塞では数日間も持続する

という中枢性めまいの特徴のいずれかがあると要注意です．

　この逆に，末梢性めまいの中でも良性頭位性眼振（めまい）の特徴があれば，画像診断も省略して対症療法で経過観察することで十分となります．この疾患は頻度も非常に高く，三半規管，特に後半規管の耳石を原因とする一過性の回転性めまいです．三半規管の管の中のリンパ液が耳石で邪魔され，内耳の位置感覚が損なわれて，めちゃくちゃなシグナルが脳に送られて，どこを向いているのかわからなくなり，脳がめちゃくちゃな信号を外眼筋に送って眼振を生じるのです．患者さんは，世の中がグルグル回ると感じますが，実際に生じているのは自分の眼振です．人類は太陽が地球の回りをグルグル動いていると長年信じてきましたが，真実は地球が自転してグルグルだったのと同じです．眼振が医師にも明らかな症状の強いケースから，弱い眼振であまり判然としないものまでさまざまです．良性頭位性眼振は自然に徐々に軽快していくのですが，頭の位置を上手に動かしながら耳石の位置を上手に移動させて短時間に治す治療もあり，めまいの達人医師に紹介して感謝されることもあります．

最後に，良性頭位性眼振の診断に大変役に立つ，診察方法を述べますので，是非とも実践してください．これは，**バラニー試験[Barany test, Dix-Hallpikeテスト]** と呼ばれるものです（図3）．診察台で座位のまま頭を右か左かの一方向に向け，一方向に向けたまま急に寝かせて頭を過伸展させて，眼振を再現させる検査です．急に寝た時とそこから急に起き上がった時の数秒後に，1分以内の短い眼振が出現します．この時眼振は右か左かどちらか一方向の姿勢だけに出現し，寝た時に下になる側の内耳の三半規管に耳石があることを意味します．この左右差がしっかりあれば良性頭位性眼振であり，末梢性めまいなので心配ありません，と患者さんに話せばよいのです．急性一過性めまいの多くの患者さんで，このテストが陽性ですから，患者さんを安心させるためにも必ず実践しましょう．

BARANYテスト（Dix-Hallpikeテスト）

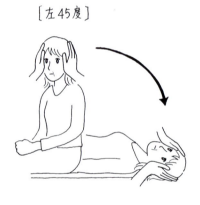

開眼させたまま，頭部を座位から急速に後方へ

頭位がベッド端より下になるまで一気に倒す

眼振あるいは回転性めまいが誘発されるか観察する．

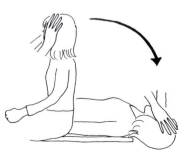

右：左同様に行う．

障害側の耳が下になった時数秒後，眼振を観察
※遅れて出ることもあり，20秒くらいは同じ姿勢で粘る．
（潜時がある）

眼振が誘発された方向でこの手技を繰り返すとめまいは軽減される．
（慣れの現象）

図3

神経疾患でエキスパートに負けないポイント

1. よくわからない初発の頭痛，まず CT，正常でも LP を
2. 一次性頭痛は 3 分の 2 が緊張性頭痛，4 分の 1 が片頭痛，合わせて 90％以上
3. 脳卒中では CT を撮って出血を除外が第一歩
4. バラニー試験で末梢性めまいを診断

● 文献
1) Linn FH, Wijdicks EF, van der Graaf Y, et al: Prospective study of sentinel headache in aneurysmal subarachnoid haemorrhage. Lancet 344: 590-3, 1994.
2) van Gijn J, Kerr RS, Rinkel GJ: Subarachnoid haemorrhage. Lancet 369: 306-18, 2007.
3) Perry JJ, Stiell IG, Sivilotti ML, et al: Sensitivity of computed tomography performed within six hours of onset of headache for diagnosis of subarachnoid haemorrhage: prospective cohort study. BMJ 343: d4277, 2011.
4) Williams A: Image of the moment: Xanthochromia in the cerebrospinal fluid. Pract Neurol 174-5, 2014（http://pn.bmj.com/content/4/3/174.full.pdf）.
5) Headache Classification Committee of the International Headache Society（HIS）: The International Classification of Headache Disorders, 3rd edition（beta version）. Cephalalgia 33: 629-808, 2013.
6) Alshekhlee A, Mehta S, Edgell RC, et al: Hospital mortality and complications of electively clipped or coiled unruptured intracranial aneurysm. Stroke 41: 1471-6, 2010.
7) Li MH, Chen SW, Li YD, et al: Prevalence of unruptured cerebral aneurysms in Chinese adults aged 35 to 75 years: a cross-sectional study. Ann Intern Med 159: 514-21, 2013.
8) UCAS Japan Investigators, Morita A, Kirino T, et al: The natural course of unruptured cerebral aneurysms in a Japanese cohort. N Engl J Med 366: 2474-82, 2012.
9) Anderson CS, Heeley E, Huang Y, et al; INTERACT2 Investigators: Rapid blood-pressure lowering in patients with acute intracerebral hemorrhage. N Engl J Med 368: 2355-65, 2013.
10) Chalela JA, Kidwell CS, Nentwich LM, et al: Magnetic resonance imaging and computed tomography in emergency assessment of patients with suspected acute stroke: a prospective comparison. Lancet 369: 293-8, 2007.
11) Meier B, Kalesan B, Mattle HP, et al: Percutaneous closure of patent foramen ovale in cryptogenic embolism. N Engl J Med 368: 1083-91, 2013.
12) Carroll JD, Saver JL, Thaler DE, et al: Closure of patent foramen ovale versus medical therapy after cryptogenic stroke. N Engl J Med 368: 1092-100, 2013.
13) Blanco M, Nombela F, Castellanos M, et al: Statin treatment withdrawal in ischemic stroke: a controlled randomized study. Neurology 69: 904-10, 2007.

4 循環器
[Cardiology]

極論 1 　高血圧症の治療は血管の老化対策
極論 2 　胸痛患者への問診は「睾丸を打ったような（または月経時のような）痛みですか？」
極論 3 　不整脈は脈拍数と青・黄・赤信号で分類
極論 4 　弱った心臓を診察で感じ取る

極論 1　高血圧症の治療は血管の老化対策

　日本高血圧学会によると，日本には 4,300 万人もの高血圧患者さんが存在し，900 万人が診療を受けているのだそうです[1]．なんと日本人の 3 人に 1 人の割合で，収縮期血圧 140 mmHg 以上あるいは拡張期血圧 90 mmHg 以上の高血圧患者さんが存在します．

　その高血圧では，動脈硬化，すなわち血管の老化が進行しやすくなります．高い血管内圧で血管内皮の細胞がダメージを受けると，修復過程で線維化を少しずつ蓄積し，硬化するわけです．ひどくなると血管が詰まったり，壁が割れて出血し，重要臓器の機能が落ちていきます．

　その数値上の定義は，前述した通り収縮期血圧 140 mmHg 以上あるいは拡張期血圧 90 mmHg 以上です．それぞれの意味を考えていきましょう．

1 収縮期血圧 ［systolic pressure］

収縮期血圧は大動脈などの大血管の硬化に左右されます．心臓が勢いよく収縮して，大量の血液を大血管に送り込んだ瞬間（当然収縮期に），大血管は風船のように膨らんで内圧が急激に高まるわけです（図1左）．ただ，風船が硬化した状況では膨らみにくいので収縮期血圧は著しく上昇します．

2 拡張期血圧 ［diastolic pressure］

大動脈弁が閉じて拡張期に入った後は，膨らんだ大血管風船の圧力で末梢の血管に血液が押し出されていきます．この時末梢血管がきれいに開いていれば，血液が速やかに流れていき，風船の圧力も速やかに低下します．次の心拍出が起きる直前までにはかなり圧力は下がることになります（拡張期血圧↓）（図1右）．ところが，末梢血管の抵抗が動脈硬化などで高まる病状では，血液がなかなか流れていきません．洗面台の排水パイプが汚れで詰まってきて，なかなか排水されない状況を思い浮かべてください．次の心拍出が起きる直前までに風船すなわち大血管の圧力は下がりきらず，拡張期血圧は高いままになってしまいます．

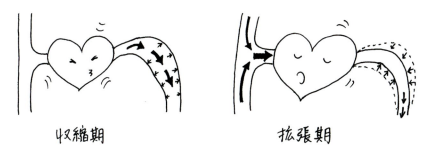

図1　血圧のメカニズム

極論で語れば,

> **血圧上昇の原因**
>
> - 収縮期血圧の上昇が大血管の硬化
> - 拡張期血圧の上昇は末梢血管の硬化

だと理解できます．ただし実際には，拡張期血圧が高い状況で次の心拍出が起きれば，それに乗っかる形で収縮期血圧も高くなる悪循環となり，末梢血管の硬化は間接的に収縮期血圧の上昇ももたらすことになり単純ではありません．また，大血管が硬化していると風船があまり膨らまず，溜まる血液量が少ないので，末梢に流れ出ていく際の血圧下降も急激です．少量の血液を送り出しただけで拡張期血圧がむしろ低下し，脈圧の増大が高齢者では頻繁に観察されます．ですので，高齢者での拡張期血圧が低くても，末梢血管の硬化はしっかりある場合が多く，注意が必要です．

高血圧の治療にはどの程度の効果があるのでしょうか？

Ⅲ度高血圧症143例（平均血圧186/121 mmHg）を治療群と偽薬群に分けて約1年半にわたり観察したデータ[2]では，治療群は平均血圧143/91 mmHgへ低下し，偽薬群は（当然）血圧が変わりませんでした．そして，心血管系イベントは治療群で3％に対し偽薬群で39％と大きな差でした．また，Ⅱ度高血圧症210例（平均血圧165/105 mmHg）を治療群と偽薬群に分けて5年間観察したデータ[3]では，心血管系イベントはそれぞれ8％対32％で，これまた圧倒的な治療効果を示しました．そして，軽度高血圧症であったとしても（拡張期血圧90～104 mmHg），その4～5年間にわたる治療群（拡張期血圧5～6 mmHg低下の効果）と未治療群で比較したデータ[4]では，冠動脈イベント相対リスク17％低下と脳梗塞相対リスク40％低下を示し，大きな効果を示しました．ただし，病気の発症数が軽度高血圧ではもともと少ないため，患者実数を眺めた絶対リスクでは100人あたりの患者数低下は冠動脈イベント0.7人と脳梗塞1.3人のみであることは留意しましょう．

上記をまとめれば，高血圧の治療により心・脳血管系イベントはかなり防ぐことができ，特にイベント発症の危険が大きい重度の高血圧では治療で救われる人の数が大変多いことが示されたのです．ですから，健康診断などで高血圧患者さんを発見し治療することの意義は本当に大きいといえます．
　高血圧の治療は第一に**生活習慣の修正**です．

生活習慣の修正点

1. 1日6g以下の減塩
2. 野菜果物中心の食事
3. 肥満係数25以下への減量
4. 1日30分以上の有酸素運動
5. 1日1杯以下への節酒
6. 禁煙

を努力して実践します．それでも目標の 140/90 mmHg 以下にほど遠い場合は，薬剤による治療を躊躇しないことです．この血圧治療薬で血管を守ることは，歯磨きをして虫歯を防ぐことと似ています．総合診療医は

> 先生，内服薬を始めたら一生飲まなきゃいけなくなるんですよね．
> 薬剤ではなく自然な治療をしたいのですが……

という質問を受けることが多いものです．しかし，薬剤を使わないと，かなり危険なのはデータからわかっているので，患者さんには薬剤治療開始の決断を冷静にしていただく必要があります．

> 虫歯にならないようにしっかり歯磨きをしていますよね．
> 今のあなたの状況で薬を飲むことは，これと同じです．
> 歯磨きだってほかの動物は決してしない不自然な行為ですよ．
> でも歯磨きをした人生と

まったくせずに自然を貫いた人生を比べれば，
歯の寿命が何十年も延びますよね

と答えることにしています．
　薬剤の選択方針についてはゴチャゴチャとさまざまなことが論じられていて，総合診療医の多忙な診療現場でベストな選択を速やかに決定することは正直いって難しいと感じる方も多いでしょう．でも安心してください．

高血圧の患者さんを発見し治療を開始するか否かが
最も重要なことであり，
ここに8割方の価値があるのです．

極論で語れば，

開始薬剤の選択はどれでもよい

とさえ言っちゃいましょう．ただし，少しでも各患者さんの状況を鑑みた選択をすることは好ましいので，まとめてみます．

主な高血圧薬

- アンジオテンシン変換酵素阻害薬［angiotensin-converting enzyme inhibitor；ACE 阻害薬］
- アンジオテンシン受容体拮抗薬［angiotensin receptor blocker；ARB］
- カルシウム拮抗薬
- サイアザイド利尿薬
- β（ベータ）遮断薬

の5つの中から選択していくのが普通です．しかし，

交感神経遮断薬は人気低下

- α（アルファ）遮断薬は，心血管系イベントを防ぐ効果がほかのものに比べて著しく劣るというデータ[5]が出たために，前立腺肥大の症状を緩和する目的を兼ねる場合を除いては，使われなくなりました．
- β遮断薬は，脳血管障害の予防効果がほかの薬剤に比較して低いということで，5つの薬剤の中では人気を失いつつあります．また，喘息などの閉塞性肺疾患では，その症状が悪化することがありますので要注意です．β遮断薬が選択されるのは，虚血性心疾患・心房細動の脈拍数コントロール・心不全治療・パフォーマンス不安神経症（会社で発表するなどの日常のパフォーマンスで緊張してドキドキして困る性格などに著効例あり）などの治療目的を兼ねる場合です．

残りの4つは，それぞれの利点欠点があって甲乙つけがたく，さまざまなデータがゴチャゴチャ出てきて戦国時代の様相です．

まずはそのほかの4種の薬剤から選択

- ACE阻害薬は，臓器を高血圧から守るデータがたくさんあってよい薬で，私もACE阻害薬を最初に試すことが多いのですが，難点は空咳（乾性咳嗽）が出て止まらなくなる副作用です．一般には5人に1人が空咳を生じるといわれていますが，日本人と同じ東洋人の香港からのデータ[6]では2人に1人ともいわれています．空咳が続いたらば，中止して，1週間程度の期間で咳が治まるかを観察します．また，ACE阻害薬には催奇形性があって妊婦には使用できないので，高齢の高血圧女性が妊娠するケースも増えている近年，女性への投与では注意を要します．

- ARB は ACE 阻害薬の後で開発された薬剤で薬剤価格も人気も高い薬剤です．空咳の発症リスクは ACE 阻害薬の 3 分の 1 といわれています[7]．ただし，歴史が浅い分だけ長期的データに劣るので，安心感が劣ります．高血圧の治療は長期にわたるため，長期的データは重要です．例えば，ARB には発がん性があるのではないかといったデータが出たこともありました．大丈夫だという結論になっていますが[8]，予期せぬ副作用は歴史の浅い薬剤ではよくあることです．また，ARB にも催奇形性があり女性への投与で注意が必要です．

- 長時間作用型ジヒドロピリジン系カルシウムチャネル拮抗薬（アムロジピンなど）は脳血管障害の予防効果で一番高いパフォーマンスを示し[9]，日本では人気が高い薬剤です．ただし，脈拍数が高まり，心不全の原因になることがあったり，下肢のむくみを生じることが多いといった副作用があります．非ジヒドロピリジン系カルシウムチャネル拮抗薬（ジルチアゼムやベラパミルなど）は，心房細動症例では脈拍数コントロール効果が好まれてよく選択されます．

- サイアザイド利尿薬は，使用されてきた歴史も長く，データに信頼性があり，薬価も低いので第一選択の重要な柱の 1 つです．難点は，利尿薬であるためにトイレが近くなりがちですし，血中尿酸値の上昇をもたらすので痛風の人には使えません．

　どれか 1 つの薬剤を選択して治療を開始して，血圧が少しでも低下して反応しているようであれば，目標の収縮期血圧 140 mmHg 以下と拡張期血圧 90 mmHg 以下の両方を達成するまで，薬剤の用量を増やしていきます．

もしも，まったく反応していないようであれば，高い用量まで増やしてみることを試さず，別の薬剤へ速やかに切り替えるのもよい方法です．高血圧の原因は患者さんごとに異なるものです．最初の薬剤に反応する確率は半々だと考えましょう．駄目ならば，別の種類を試せばよいのです．

3つ4つの異なる種類を試してもパッとしない場合は，少しでも反応のあったものを組み合わせていくことになります．

それでも駄目ならば，「循環器の先生，お願いします」と白旗を振りましょう．白旗を振らねばならない症例の中には，高血圧に明らかな原因のある二次性高血圧症例である場合があります．症例の数は圧倒的に少ないのですが，普通の治療でコントロールできない難治性の高血圧，20歳以下あるいは50歳以上の高血圧発症，突発性の高血圧でその度に頭痛をともなうなどの特徴がある場合（褐色細胞腫），低カリウム血症を合併する場合（クッシング症候群）を疑いますが，診断と治療は専門家にお願いします．

コラム1　血管の老化とスタチンによるコレステロール管理

コレステロール管理に盛んに使われるようになったスタチンは，実は日本産の薬剤です．スタチンを病気の有無にかかわらず全人類が広く飲めば動脈硬化防止につながって世のためだ，という極論があるくらい，心筋梗塞と脳卒中の予防に著効し「ペニシリンの創薬と並ぶ奇跡の薬」といわれ，ノーベル賞候補でもあります．

スタチンは，コレステロールの値を著しく下げる以外にも，抗炎症作用，血管内皮安定化などのメカニズムをもち，コレステロールが大して高くない人に投与しても動脈硬化予防に大きな効果を示す研究結果が[10]続出しています．「虫歯のない人も歯磨きをして虫歯を予防するのだから，動脈硬化のない人もスタチンで血管磨きをして動脈硬化を予防しましょう」といった時代がそのうち来るかもしれないですね．

慢性の虚血性心疾患（二次予防）では心筋梗塞と死亡の危険を30％防ぐ効果があるといわれています[11]．最新の欧米のガイドライン[12]では，LDLコレステロールの目標値を設定して薬剤の強さを調整する今までのやり方をもう止めて，糖尿病などがあって病気のリスクが高い人には全員に強めのスタチンをドーンと高用量で飲ませ続けようという治療方針に変わってきました．日本人は欧米人用の高用量で肝臓や筋肉の障害を起こす率が高く，欧米人よりは虚血性心疾患の危険も少ないので，欧米の使い方より少なめの用量がほどよいにしても，より積極的なスタチン投与は時代の流れです．

| 極論 2 | 胸痛患者への問診は「睾丸を打ったような（または月経時のような）痛みですか？」|

　心臓カテーテル検査やステント治療と高度医療がひしめく循環器内科の分野では，虚血性心疾患を語らなければなりません．てらわずにいうと，総合診療で大切なことは，

虚血性心疾患か否かの目安をつけ
そうではないと考えられる場合に
むやみやたらに次の検査をしない

ということです．虚血性心疾患の可能性が10％以下の検査前確率の状況，すなわち臨床判断で虚血がほとんど疑われない状況では，仮に心臓負荷検査が陽性となっても，ほとんどが偽陽性で，すなわち迷惑なお騒がせ異常値ということになり意味がありません．これは，最新の画像検査方法であっても，その精度が決して十分ではないからです．その一方で，虚血性心疾患の疑いがそれなりにある場合は，循環器専門医に紹介して適切な検査を選択し施行してもらいます（冠動脈造影検査など）．

　もちろん，激痛で典型的な胸痛（あるいは急性冠動脈症候群を思わせるような症状）であれば，心電図検査を即座に行い，ST上昇・低下やT波異常がないかを確認します．症状のない時の昔の心電図と比較することも大切です．ここで心電図異常があるケースでは，即座に心カテーテル治療が行えるような大病院への緊急搬送を念頭に置いた準備を始めます．同時に，酸素吸入，アスピリンを噛み砕いて飲み込む（抗血小板作用），心電図モニターおよびAED［automated external defibrillator，自動体外式除細動器］などの除細動器を準備して心筋梗塞の最大死因である心室細動に備えます．
　では，この反対に虚血性心疾患でないという判断はどのようにつけるのでしょうか？

1 虚血性心疾患の胸痛は内臓痛

まずは虚血性心疾患の胸痛について説明します．胸痛は，肋間神経痛・胸肋関節炎・乳腺の痛み・胸筋の痛みなど体性痛のグループと，心臓の痛み・食道の痛みなどの内臓痛のグループに分けられます．知覚神経の種類が異なる体性痛と内臓痛を区別する問診力は大切で，**第一に鋭い痛みであるか鈍い痛みであるか，第二に痛みの場所が明確であるか漠然としているかを，必ず問診で聞き出します**．体性痛は鋭い痛みで場所がここだと分かるタイプの痛みです．つねったり，胸壁を押したりした時の痛みです．「心臓が痛いんです．ほらこの辺り」と左乳房の辺りを指差す人は体性痛であり，心臓の痛みではありません．

その一方で内臓痛は，押されるような圧迫されるような鈍い痛みで，「この辺りが痛いけれども，どこだかはっきりしない」というタイプの痛みです．心臓の痛みは「何となく前胸部が押し潰されるような」とか「誰かが前胸部に座ってのっかっている感じ」と表現されます．腹部でも同じで，下痢をする際のS状結腸が攣縮する痛みは下腹部全体に鈍い痛みとして感じるのであって，決してS状結腸の左下腹部を指差しながらここが痛むと訴えるようなものではありません．睾丸を打った時の痛みは下腹部が重いような漠然とした臓器の痛みですが，陰嚢をつねった時は場所がはっきりと分かる鋭い体壁の痛みです．睾丸は臓器，陰嚢は体壁なのです．月経痛は腰全体が重く感じるような痛みなのであり，決して恥骨上縁を指差しながら，「ここにある子宮が痛い」と訴えるようなものではありません．胸痛が体性痛なのか内臓痛なのかを問いただし，体性痛と考えられる場合は心臓の痛みを否定します．

2 虚血性心疾患のそのほかの特徴

さらに虚血性心疾患の胸痛は，持続時間が 15 秒以上であることが普通です．15 秒という時間は結構長いものです．多くの胸痛が実は 15 秒以内です．「キューっと締められる感じが 5 秒以内」なんて特に短い場合は，「短すぎるので，まずは心臓ではないですね」ということになります．逆に，狭心症の痛みは 30 分以内であることが普通です．7 章で解説してある尤度比は，30 分以上の胸痛では 0.1 となり，狭心症の疑いが 30％減となる問診情報を意味

します．気がつくと1時間ぐらいは胸の痛みが続くという訴えは，「そんなに長かったら心筋梗塞を意味しますから，もっと地獄の痛みのはずです．虚血性心疾患ではなさそうですね」ということになります．その一方で，運動や精神的ストレスで増悪し，安静やニトログリセリンの舌下で軽快するパターンで虚血性心疾患の胸痛の疑い度が大きくなります．そのほかにも胸心痛を判断するためのいくつかの特徴が「**極論で語る循環器内科 第2版**」[13)]に紹介されています．ここでは香坂先生の友情出演で，その表に登場願います（表1，表2）．

表1 狭心症らしい問診
1．少なくとも15秒以上症状が持続する
2．硝酸薬が1〜3分で著効する（早すぎたらプラセボ効果）
3．症状に再現性がある
4．症状は"痛い"のではなく，「圧迫される」，「張る」などと表現する
5．頚や肩へ放散する（歯も含む）
6．冷汗や嘔気をともなう

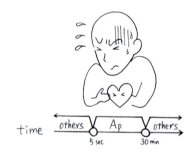

表2 狭心症らしくない問診
1．1回の深呼吸で増悪する（心膜炎や胸膜炎？）
2．圧痛がある（筋骨格系？）
3．水を飲んで症状がとれる（消化器系？）
4．症状は5秒以内．30分以上である（虚血ではなさそう）*
5．胸部症状の範囲が狭く．特に指差しで示せる（筋骨格系？）

＊注意：30分以上の発作が1回の場合は心筋梗塞であった可能性がある．

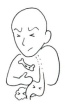

[表1，表2ともに文献13) より]

これらのことを踏まえて，胸痛患者さんが来院された場合，即座に虚血性心疾患の危険因子をあっという間にチェックする習慣をつけましょう．つまり，

虚血性心疾患の危険因子

1. 加齢（男性45歳以上，女性55歳以上）
2. 肥満
3. 高血圧
4. 糖尿病
5. 高コレステロール血症
6. 喫煙
7. 動脈硬化疾患の家族歴

の有無です．危険因子の有無や多さ少なさで，虚血性心疾患の疑いに味つけをしますが，高齢者では急性の胸痛において危険因子を過信してはいけません．年をとれば誰でも虚血性心疾患にかかりえます．危険因子がないから虚血性心疾患ではないと断言できません．その一方で，40歳以下の若年者の虚血性心疾患は何らかの危険因子をもっている場合がほとんどですので，若年者で危険因子がなければ安心感が出てきます．臨床的な勘を高めるための参考にしましょう．

極論3　不整脈は脈拍数と青・黄・赤信号で分類

脈拍の乱れ，ドキドキ感，クラクラ気が遠のく感じ，そして失神と，不整脈の症状はさまざまです．

不整脈の症状2分類

- ひどい症状の場合には危険な不整脈の可能性が浮上し，ホルター心電計 [Holter electrocardiograph] やイベントモニターを用いて徹底的に不整脈の診断と治療を循環器専門医に依頼する必要があります．
- その一方で，脈拍の乱れやドキドキ感を訴えに来院する患者さんのほとんどが，無害な不整脈であり，放置しておいても問題ないことを教えて差し上げるだけで十分なのも事実です．アルコールやカフェインの摂取を控える，良質の睡眠を確保する，仕事でのストレスを軽減する，甲状腺機能亢進症を発見して治療するといった基本的な対処で，症状も軽減していくことが多いものです．

ということで，まずは，不整脈が何であるかを探らなければなりません．**総合診療の醍醐味は，無害な不整脈をキャッチして上記の基本的な対処を速やかにアドバイスすることです**．1回の短い診療で神のお告げのように「大丈夫です」と自信に満ちた笑顔で患者さんにお話して差し上げるワザが，最先端の診断機器よりも素敵です．

ではここで，私の超簡単な問診術を紹介します．患者さん目線の主訴を，医学として理解することが医師の診療です．そこで，一般的な患者さんが理解できるような不整脈の観察方法を伝授することから始めます．

不整脈の観察方法

- 第一ステップ：「脈拍の取り方の指導」です．橈骨動脈の脈拍を触診する練習を体験してもらいます．ジョギングを趣味としている人なんかは当たり前のようにできる脈拍のとり方をお教えします．

- 第二ステップ：「脈拍の回数の測定」です．不整脈の症状が出ている時に，1分あたり何回脈を打っているかを数えメモする習慣をつけてもらいます．

- 第三ステップ：「脈拍の規則性を青信号・黄色信号・赤信号で分類」してもらいます．
　　青信号は規則正しい脈拍．「ドッドッドッドッドッドッドッドッ」と実際に声を出して患者さんに規則正しさを実感してもらいます．
　　次は黄色信号を飛ばして，赤信号のまったくメチャクチャなリズムを紹介します．極論で語ると理解しやすく，青と赤の極端から説明するのがコツです．実際に心房細動のリズムを想定して，患者さんに向かって「ドッドドドッドッドッドッドッド」などと心房細動のメチャクチャなリズムを紹介して，赤信号のメチャクチャの意味を指南します．
　　最後に規則正しい中にも乱れが発生する黄色信号を，青信号と赤信号の間にある概念として伝授しますが，この際も「ドッドッドッドッドドッドッドッドッドッドッドドッドッドッ」と時々起きる心室性期外収縮を想定したリズムを，期外収縮後の代償期で脈拍間が長引く感じまで含めて，患者さんに心にとどめてもらいます．この3色の交通信号に分類することで，心室性期外収縮と心房細動の症例数が多い不整脈の2つの双璧を，問診のワザでペロッと一舐めしてしまおうという魂胆です．

- 第四ステップ：「脈拍の異常がどのくらい続いたのかもメモに書きとどめてもらう」とさらに参考になることを伝え，「青信号の脈拍150回/分が3分間続いて，クシャミをしたら元の普通の青信号の70回/分に戻りました」なんて患者証言を入手できれば，24時間ホルター心電計では診断できなかった発作性上室性頻拍症も，見事に診断となるのです．

「『ドッドッドッドッ**ドドッッ**ドッドッドッドッドッ**ドドッッ**ドッドッ』なんて，そんな難しいものまねできない」と笑ったあなた，カラオケに通って上手に歌っているではないですか？　カラオケで歌うことのほうがずっと難しいでしょ！

さてここからが不整脈マネージメントの本題です．

☐ 心室性期外収縮 [premature ventricular complex；PVC]

まずは人類の4人中3人までが経験するといわれるほど普通に起きる無害な不整脈である**心室性期外収縮[PVC]**を考えます．この時既述の脈拍の観察法では，

黄色信号・正常脈拍数・持続時間はいつも時々

となります．無症状であるために気づくこともないまま普通に生活している人がほとんどなのですが，「何らかのきっかけで胸の中を軽くハジかれるような微妙な感触に気づいてしまう」というケースがほとんどです．一度これに気づくと微妙なPVCの感触に敏感になり，気づくのが上手になります（不幸なことに）．そして不安が募り，受診するということになります．こうしたケースでは，

PVCの問診ポイント

● 時々胸の中がハジかれるような感触であるか
あるいは
● 胸を軽くたたかれるような感触であるか

を尋ねましょう．あと診療中に症状があれば簡単です．その場で，脈拍の診察をして，心電図を撮って診断確定です．診察時に症状がなければ，不整脈の観察方法を伝授し，しばらく期間を置いてからメモをもって再診してもらいます．

　PVCの診断が確定すれば，念のため甲状腺機能が正常であることを血液検査

で確認します．PVC は二段脈とか三段脈であってもそのほとんどが無害であり，アルコールやカフェインの摂取を控える，良質の睡眠を確保する，仕事でのストレスを軽減するといった基本的な対処で十分なことを伝えます．

なお，PVC のうち

心臓超音波検査が必要な PVC

- 波形が単一ではなく複数の異なる QRS 波形が観察される場合
- 家系に突然死がある場合
- 失神発作の既往がある場合

では，心臓超音波検査で心筋症などの構造上の異常がないかを確認する必要があります．あるいは，<u>24 時間で 10,000 回以上</u>（すなわち 1 分で 10 回近くもの PVC）では頻拍からの心筋疲労による心筋症に陥るケースもあるので，β遮断薬あるいは非ジヒドロピリジン系カルシウムチャネル拮抗薬（ジルチアゼムやベラパミルなど）で治療をするのが好ましい場合もあります．単純でないものは，循環器の先生に治療方針を決めていただくのが適切でしょう．

心房細動 [atrial fibrillation]

次は，70 歳代の 5%，80 歳代の 10% 程度が有病者である**心房細動**です．ただ，心房細動についての詳細な解説は「極論で語る循環器内科 第 2 版」[13]にあるので，そちらをご参照ください．クジラはみんな心房細動だそうで，心房細動は普遍的な病気であるという説明から始まる素敵な解説です．脈拍の観察法では，

心房細動の観察方法

- 赤信号
- 脈拍数はさまざま（初診時には 100 回／分近くと，速いこと多し）
- 持続時間はさまざま（数時間〜数日）

です．心房細動では，心房が細かく震えているだけなので，心房から心室への血液の流入はダラダラと流れ込むだけです．収縮前に心室にしっかりと血液が込められないので，火薬をしっかり込めずに撃つ火縄銃のごとく威力がありません．すなわち，心不全になりやすいというわけです．逆に考えると，心臓に余力がある状況で心房細動が発生しても大した症状は出ないのですが，長年の高血圧で心筋が肥大していたり，長年の飲酒で心筋が拡張して余力がない状況で心房細動が発生すると，ボロが出て心不全に陥ることとなります．その場合，息が苦しいとか，むくみとか，クラクラするなどの症状が出現します．

　もっと恐ろしいのが**脳梗塞** [cerebral infarction] です．心房が震えているだけなので，**左心耳** [left atrial appendage] という心房のポケット構造内でよどんだ血液が血栓になります．これが何らかのきっかけでちぎれて動脈血に流れ出て，運が悪いと脳の血管に詰まって脳梗塞になるわけです．平均すれば 20 人に 1 人が毎年「脳梗塞クラブ」に入会していく危険度ですから，5 年も経つと 4 人に 1 人は脳卒中という大変な危険率になります．この危険（「ハザード」といいます）を防ぐ目的で，抗凝固療法をするのが常識になっています．

抗凝固療法の詳細

　一口に心房細動といっても，余病の有無で 1 年あたりの脳梗塞危険率が異なります．高血圧とか糖尿病を合併していて危険が高い人ではしっかりと抗凝固療法を行い，心房細動以外になんら余病のない危険が低い人には治療の必要はありません．危険率を推定するために，

CHADS$_2$ スコア
または
CHA$_2$DS$_2$-VASC スコア

を用いて余病リストをチェックします．精度は大して変わらないので，簡単な CHADS$_2$ スコアが実践的です．

CHADS$_2$ スコア

C は CHF［congestive heart failure，心不全］の C
H は hypertension［高血圧］の H
A は age［年齢］75 歳以上の A
D は diabetes［糖尿病］の D
で各 1 点を加算

S は stroke history［脳梗塞歴］の S
2 は 2 点の 2
でこれを加算

合計 6 点のうち何点になるかで，抗凝固療法をするかしないかを決めます（表 3）．

CHADS$_2$ スコアに基づく治療

- 0 点は何もしないかベビーアスピリン投与
- 1 点はベビーアスピリン投与か抗凝固療法
- 2 点以上は抗凝固療法を選択

最近，左心耳を Watchman device という充填器具で埋めてしまうことで脳梗塞を予防する治療法が盛んに行われるようになりました．経静脈的に

カテーテルを心房中隔経由で左心房へ進めて Watchman device を左心耳に挿入して埋めてしまいます．現在は，抗凝固療法が出血性疾患のリスクでできない患者さんだけに行われていますが，将来は心房細動全般の標準的治療に発展していく可能性も出てきました．

表3 CHADS$_2$ スコアにおける脳卒中と経口抗凝固薬投与のリスク層別化 [文献14) より]

スコア	虚血性脳卒中	抗血栓症治療
0	0.6	アスピリンまたは無治療
1	3.0	アスピリンまたは経口抗凝固薬投与
2	4.2	
3	7.1	
4	11.1	経口抗凝固薬投与
5	12.5	
6	13.0	

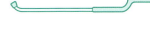

徐脈性不整脈とブロック

　最後に，徐脈性不整脈とブロックについて述べます．マラソンランナーが普段静かにしている時の脈拍は異常に遅いけれども，運動すれば脈拍がしっかり速くなるので正常です．しかし，病気のメカニズムで運動しても脈拍を速くできないのは問題です．洞結節が加齢とともに線維化して変性し，まともなシグナルを作ることができなくなる**洞不全症候群**［sick sinus syndrome；SSS］や房室結節の虚血や変性で心房のシグナルが心室に届かなくなる**房室ブロック**［atrioventricular block］などで病的徐脈が発生します．二度房室ブロックのモビッツⅡ型，三度房室ブロック，クラクラ感など自覚症状のある徐脈，無症状でも長い心休止［pause］を時々認め近い将来症状が出そうな徐脈では，ペースメーカーを装着する必要があります．スポーツ選手でもないのに脈拍が遅かったり欠けたりする場合は，循環器専門医に即相談しましょう．

極論4　弱った心臓を診察で感じ取る

　まず，**心不全**の基本を簡単におさらいしましょう．心不全とは，身体に血液を送り出す心臓の機能が不十分であることを意味します．これは自動車のエンジンの出力が落ちて，ちょっとした上り坂でスピードが出ずに自動車が十分に前に進まないのと同じです．そして人間の身体で十分な心拍出力が得られないと，全身に血液が十分送られず脳・内臓・筋肉などの働きが落ち，疲れやすいという症状が出現します．また，心臓が血液を吸い上げる力を失うのでうっ血を生じ，肺の酸素交換機能が低下して，少し動いたり横になっただけで息が切れる呼吸困難，全身のむくみで体重が増えるといった症状が出現します．心不全の最新かつ正しい診断と治療の詳細は，前述の「極論で語る循環器内科 第2版」[13]に優れた既述がありますので一読されるとよいでしょう．

　心不全が頭に浮かぶような症状の患者さんを診療する際には，次の2つの目標を高い精度で成し遂げることが必要です（ある意味，当たり前ですが）．

心不全診療の目標

- 第一に，患者さんが心不全である場合に，心不全の診断に正しく導くこと
- 第二に，患者さんが心不全でない場合に，心不全でないと判断すること

です．しかしこれは，「言うは易し，行うは難し」です．心不全の症状はいろいろなメカニズムの混合で発生します．すなわち右心か左心か，また前方への拍出力低下か後方へのうっ血か，それらがどの程度の割合で混在するかによって，いろいろな臨床症状を発生させるわけです．そのため，多彩な症状と診察所見を診断基準の表にして，だいたいの点数をつけながら客観的に心不全の診断を下すことがほとんどです．よく使われるものに**フラミンガムの基準**があります．この基準では大項目の2つ以上で，あるいは大項目が1つしかない場合には小項目の2つを加えて心不全と判断します（表4，表5）．

表4　フラミンガム大項目	表5　フラミンガム小項目
発作性夜間呼吸困難	下腿浮腫
頚静脈怒張	夜間咳嗽
肺　湿性ラ音	労作性呼吸困難
心拡大	肝腫大
急性肺水腫を示唆するレントゲン	胸水貯留
Ⅲ音	肺活量減少
	頻脈（120/分以上）

［表4，表5ともに文献15）より］

　フラミンガムの項目には，循環器内科にとっては基本的な身体所見がいくつかあります．これは表だけではわかりにくいので，重要な所見をおさらいします．次の項目は，慣れてくればすべてを2～3分でザーっとチェックできるようになりますので，是非とも心不全の診察テクニックをルーチン化させましょう．

心不全の身体所見

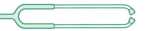

頚静脈怒張［jugular vein distension；JVD］

　中心静脈圧は心不全時のうっ血で上昇します．ここでまずは**自分の手の甲の静脈**を眺めてみましょう．手の甲をお臍の高さぐらいに置いて眺めてください．静脈は怒張しているはずです．次に，怒張した静脈を眺めながら手を徐々に上げていきます．心臓の高さまで持ってきてもまだ怒張しているはずです．さらに徐々に上げていくと，心臓から10 cmも上げないうちに怒張していた静脈がペタンと潰れます．そこまで手を上げると，静脈内の血液が中心静脈圧に打ち勝って心臓のほうに流れ，手の甲の静脈が潰れるのです．

　同じメカニズムで，頚静脈も心臓との相対的な高さの違いで怒張したり潰れたりします．心臓からどのくらいの高さで潰れるかを探せば，その高さが中心静脈圧です．患者さんが平らに寝ていて，頚静脈と心臓の高さがほぼ同じ位置にあれば，静脈は怒張しているのが普通です．上半身を徐々に起こして，頚静脈の位置が心臓より徐々に高まるようにすると，頚静脈（内頚静脈

でも外頚静脈でもどちらを観察しても大差なし）の近位半分は怒張し，遠位は潰れ，その間の境界部位は静脈波で揺れるように波打つのが見えるはずです．この境界部位が地面から垂直方向に心臓より何 cm 高いかが中心静脈圧なのです．

　心臓は実際には見えないので，胸骨角が心臓から 5 cm のぐらいの高さにいつでもあるという解剖学的目安を利用し，胸骨角から 3 cm 以上高い位置であれば合計 3 cm 以上＋ 5 cm ＝ 8 cm 以上を中心静脈圧上昇，すなわち頚静脈怒張と判断します．慣れてくると，患者さんを近くから一目眺めるだけで，頚静脈怒張の有無を感じ取れるようになるでしょう．例えば，静かに水平に寝ている患者さんの頚部を診て，その姿勢の頚静脈で静脈波が見えたら JVD なしと瞬時に判断できます（図 2）．

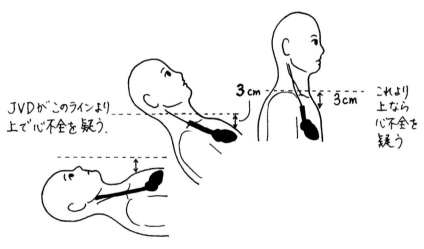

図2　中心静脈圧の測定方法

2 湿性ラ音 [late inspiratory crackles]

　心不全になると，左心の後方すなわち肺がうっ血して，**湿性ラ音**を特に吸期の終わりのほうで両側下肺野に聞くようになります．ラ音は肺炎や高齢者の肺の線維化でもよく耳にする音なので，心臓のせいだと決めつけられません．しかし，心不全によるラ音であることがわかっている患者さんでは，ラ

音のひどさの程度を日々観察して比較することで心不全治療効果のモニターに利用できます．

3 心臓拡大 [heart enlargement]

　胸壁を触診すると，心尖部拍動を触れることがあります．正常の心臓の大きさでは，心尖部拍動は鎖骨中線よりも内側ですが，心臓が拡大するにつれて側方に移動していきます．鎖骨中線より外に触れれば，**心拡大**の徴候です．心尖部拍動はわかりにくいことが多いのですが，その場合には，胸壁を側方から内側に向けて打診して心臓濁音の境界を探ります．慣れてくると短い時間で心臓の大きさをなんとなく感じ取る診察力が身についてきます（図3）．

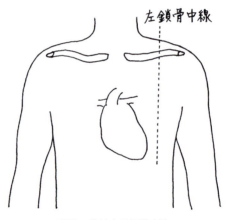

図3　心拡大の打診方法

4 Ⅲ音

　聴診器のベル側を，できるだけ軽く心尖部付近に当て，Ⅱ音のあとに，かすかな低調音の**Ⅲ音**がないかを注意して聞きます．すごく弱い音なので聞き漏らしてしまうことが多いのです．「**ドッドドッ・ドッドドッ・ドッドドッ**」という感じに聞こえるのがⅢ音です．心不全の15％程度の症例で聴取できるといわれていて，これが聞こえれば心不全の大きな傍証です．聴診器を強く当てると，胸壁が張ってしまい，低調音であるⅢ音はカットされて聞こえなくなるので，ベル側を強く当てない注意が必要です．なお，Ⅳ音の有無は臨

床的に大した情報でないことが知られています [16]．Ⅲ音の有無に集中しましょう．

5　下腿浮腫　[lower leg edema]

"弁慶の泣き所"，すなわち脛骨前面の皮下組織の薄い部分を最低でも10秒間は押し続けましょう．むくみの有無を調べます．

6　肝腫大　[hepatomegaly]

触診や打診で**肝腫大**を正確に把握することは簡単ではありません．しかし，病的に腫大してやや硬さを増した肝臓は触診しやすくなりますので，丁寧に診察する訓練を重ねれば，ある程度は肝臓の大きさを感じ取る診察力がついてきます．ポータブルの超音波検査機があれば，肝腫大は簡単に客観的に観察できます．

7　胸水貯留　[pleural effusion]

座位で診察をすれば**胸水**は下に溜まり，その水に肺が浮いた状態になります．背中の左右を上から下に向かって打診していくと，空気に富んでいる肺組織の部位では肺胞共鳴音（清音）で「ポンポン」といい音がしますが，胸水あるいは横隔膜の位置に達したところで「ドンドン」という濁音に変わります．音の変わる位置が著しく高いとか，あるいは左右差が著しい場合に胸水の存在を疑います．

もう1つ，患者さんに声を出してもらい，これを胸壁に当てた聴診器で聞くと胸水の位置では声がほとんど聞こえないことでも判断できます．この応用版として，横隔膜よりも下の位置に聴診器を当てたまま，もう片方の手の指で胸壁を上方から下方に向けて打診する音を聴診器で聞き続けるという方法もあります．横隔膜あるいは胸水の上縁に達した時点で急に音が大きくなります．友人の胸で実際にやってみて練習してみましょう．打診で濁音に変わる位置を探るよりずっとはっきりして精度が高くなります．このテクニックは**聴診的打診（法）**[auscultatory percussion]と呼ばれ，結構使える診察技術です（図4，図5）．

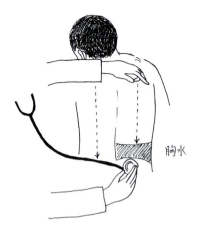

図4　胸水貯留の聴診

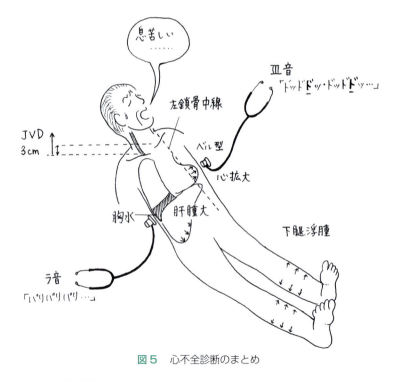

図5　心不全診断のまとめ

心不全の除外

　さて，ここまでは心不全を感じ取る診察について考えてきましたが，逆に心不全でないと言い切るための診察はどうすればよいのでしょうか？　ここまでは心不全の所見を集めて，心不全らしい，と判断することをやってきましたが，逆に**これらの所見がないことを根拠に心不全でないと判断しにくい**ことがわかっています[17]．

　心不全ではないだろうと判断するためには，心臓超音波検査でEF［ejection fraction, 駆出率］を測定し，これが正常であれば心不全でない可能性が高まります．しかし，EFが正常でも，**拡張不全タイプの心不全［diastolic dysfunction]**である可能性が実は残ります．心不全の半分もの症例が，心臓の収縮力はしっかりあるけれども心臓が十分に拡張できないという，このタイプの心不全（diastolic dysfunction）であることがわかっています[18]．これは，筋骨隆々だけれども年をとって柔軟性を失い，スポーツパフォーマンスを失ったアスリートと同じ状況です．心臓は，拡張して血液を肺から吸い上げるためにもエネルギーを使い，努力しています．高血圧性心肥大や虚血性心疾患では，心臓が拡張する力を失うのです．このタイプの拡張不全は心臓超音波検査でも把握しにくいですから，心不全の診断は心臓超音波検査に任せればよいというものでもなく，結局は患者さんの症状の分析が大切になります．また丸投げになってしまいますが，詳しくは「極論で語る循環器内科 第2版」[13]を参照ください．

　さて，心不全でないと判断するためにBNP［brain natriuretic peptide, 脳ナトリウム利尿ペプチド］を測定することには意義がありそうだと考えられています[19]．BNPが100 pg/mL以下，さらには50 pg/mL以下である場合は，心不全はまずないと判断できることになっています．しかしBNPは逆に，ある一定値以上だから心不全だと断言できる検査ではないことに注意が必要です．心不全症例ではその程度にかかわらずさまざまなBNPの値を示すのだそうです．心不全の診断は地道な患者さん観察を基本とするのです（図5）．

心不全の診断に王道なし

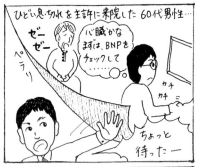

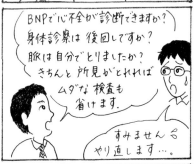

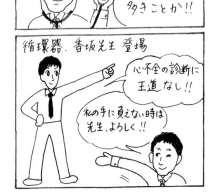

循環器疾患でエキスパートに負けないポイント

1 薬剤はどれでもいいから高血圧をしっかり治療する
2 内臓痛と体性痛の区別が胸痛診断のカギ
3 心房細動を発見しCHADSスコアで抗凝固療法を考慮
4 心不全の徴候を身体所見から感じ取ろう

●文献
1) 日本高血圧学会：一般向け『高血圧治療ガイドライン』解説冊子「高血圧の話」．ライフサイエンス出版，東京，p.3, 2014.
2) Effects of treatment on morbidity in hypertension. Results in patients with diastolic blood pressures averaging 115 through 129 mmHg. JAMA 202: 1028-34, 1967.
3) Effects of treatment on morbidity in hypertension. II. Results in patients with diastolic blood pressure averaging 90 through 114 mmHg. JAMA 213: 1143-52, 1970.
4) Hebert PR, Moser M, Mayer J, et al: Recent evidence on drug therapy of mild to moderate hypertension and decreased risk of coronary heart disease. Arch Intern Med 53: 578-81, 1993.
5) Major cardiovascular events in hypertensive patients randomized to doxazosin vs chlorthalidone: the antihypertensive and lipid-lowering treatment to prevent heart attack trial (ALLHAT). ALLHAT Collaborative Research Group. JAMA 283: 1967-75, 2000.
6) Woo KS, Nicholls MG: High prevalence of persistent cough with angiotensin converting enzyme inhibitors in Chinese. Br J Clin Pharmacol 40: 141-4, 1995.
7) ONTARGET Investigators, Yusuf S, Teo KK, et al: Telmisartan, ramipril, or both in patients at high risk for vascular events. N Engl J Med 358: 1547-59, 2008.
8) ARB Trialists Collaboration: Effects of telmisartan, irbesartan, valsartan, candesartan, and losartan on cancers in 15 trials enrolling 138,769 individuals. J Hypertens 29: 623-35, 2011.
9) Law MR, Morris JK, Wald NJ: Use of blood pressure lowering drugs in the prevention of cardiovascular disease: Meta-analysis of 147 randomised trials in the context of expectations from prospective epidemiological studies. BMJ 19; 338: b1665, 2009.
10) Ridker PM, Danielson E, Fonseca FA, et al: Rosuvastatin to prevent vascular events in men and women with elevated C-reactive protein. N Engl J Med 359: 2195-07, 2008.
11) Sacks FM, Pfeffer MA, Moye LA, et al: The effect of pravastatin on coronary events after myocardial infarction in patients with average cholesterol levels. Cholesterol and Recurrent Events Trial investigators. N Engl J Med 335: 1001-9, 1996.
12) Goff DC Jr, Lloyd-Jones DM, Bennett G, et al; American College of Cardiology/American Heart Association Task Force on Practice Guidelines: 2013 ACC/AHA

guideline on the assessment of cardiovascular risk : a report of the American College of Cardiology/American Heart Association Task Force on Practice Guidelines. Circulation 129: S49-73, 2014.
13) 香坂　俊編著：極論で語る循環器内科　第2版. 丸善出版, 東京, 2014.
14) Friberg L, Rosenqvist M, Lip GY: Evaluation of risk stratification schemes for ischaemic stroke and bleeding in 182 678 patients with atrial fibrillation : the Swedish Atrial Fibrillation cohort study. Eur Heart J 33: 1500-10, 2012.
15) McKee PA, Castelli WP, McNamara PM, et al: The natural history of congestive heart failure : the Framingham study. N Engl J Med 285: 1441-6, 1971.
16) McGee S: Evidence-based physical diagnosis. 3rd ed. WB Saunders, Philadelphia; 342-4, 2012.
17) McGee S: Evidence-based physical diagnosis. 3rd ed. WB Saunders, Philadelphia; 405-12, 2012.
18) Redfield MM, Jacobsen SJ, Burnett JC Jr, et al: Burden of systolic and diastolic ventricular dysfunction in the community : appreciating the scope of the heart failure epidemic. JAMA 289: 194-202, 2003.
19) Maisel AS, Krishnaswamy P, Nowak RM, et al; Breathing Not Properly Multinational Study Investigators: Rapid measurement of B-type natriuretic peptide in the emergency diagnosis of heart failure. N Engl J Med 347: 161-7, 2002.

5 内分泌・代謝
[Endocrinology]

- 極論1　ヘモグロビンA1c値のゴールは7％を目安に
- 極論2　糖尿病管理は10か条
- 極論3　甲状腺疾患は性質（たち）がいい
- 極論4　大きな目で見りゃ，どのダイエットも同じ

極論1　ヘモグロビンA1c値のゴールは7％を目安に

　DMは病気の名前が**糖尿病**［diabetes mellitus］というくらいですから，血糖値および**ヘモグロビンA1c**［hemoglobin A1c；HbA1c］の改善を目標とする治療を，ほとんどの医師が一番大切だと素直な発想で思っています．

　1型糖尿病［type 1 diabetes mellitus］の原因は単純にインスリンの分泌が減ることなので，これを補充することが治療であり，糖尿病の合併症を防ぐことができます．一方で，**2型糖尿病**［type 2 diabetes mellitus］では血糖が高いことそのものが理由で糖尿病のさまざまな合併症が発生するのか，あるいは2型糖尿病の本質は別にあって高血糖はその結果で生じる現象にすぎないのかも，という疑問が専門家の間で長年投げかけられていました．すなわち，血糖を下げる治療をしても合併症の発症を防ぐことにはならないかもしれない，という疑問があったのです．

　この疑問に対して，血糖を頑張って下げれば，合併症はやっぱり少なくなるということを証明したのが近年のKumamoto study（熊本スタディ）[1]やUnited Kingdom Prospective Diabetes Study [UKPDS][2]という臨床疫学研究でした．その効果は特に微小血管障害（腎症，網膜症，神経障害）ではっきりと示さ

れましたが，生死を左右する大血管障害（虚血性心疾患，脳血管障害，閉塞性動脈硬化症）では効果が不確かで，集中治療室や心臓手術後の患者さんの血糖の下げすぎが，かえって死亡率の上昇につながる研究データ[3) 4)]も出たりして，現時点の治療ガイドライン[5)]では，【極論】すれば

HbA1c 値は 7% でよい，それより無理に下げるな

ということになりました．この方針なら，あまりガチガチに血糖値を下げる必要がないのだから，だいぶ気が楽です．

　その一方で，糖尿病発症後の早期から積極的に血糖を下げる治療を開始した患者群を，17年というかなり長期の観察期間後追加発表された UKPDS のデータ[6)]では，大血管障害領域でも治療の効果がかなり目立つようになってきました．**単に大血管への糖尿病治療効果の出現までには時間がかかり**，短期間の観察では微小血管障害しか明らかにならなかっただけで，長期的観察ではじめて大血管障害への効果が明らかになってきたのかもしれません．UKPDS の追加データ以外の研究[3)～5)]では，糖尿病発症から長期経過して動脈硬化がある程度すでに進行していた患者群で，なおかつ観察期間がせいぜい 5～10 年だったり，集中治療室や心臓手術後の患者さんのデータはせいぜい数カ月です．そのため，その発生に長年を要する大血管障害への効果は証明できなかったのではないかと考えられています．

　また，これらの研究は糖尿病発症後長年が経過した段階で急に厳しい血糖管理を始めた患者群であり，動脈硬化がかなり進んだ段階では，急激な血糖管理の変化が何らかの害を与えたのかもしれません．こうした研究で明らかにされつつあることは，**糖尿病の発見初期で若年な患者さんほど将来も長いので，きつめの血糖コントロールの意義が大きそうだ**，ということです．その一方で，**糖尿病の罹患期間が長い高齢の患者さんでは，きつい血糖のコントロールは短期的な視点では有害かもしれず，気張らずにほどほどでいこう**ということなのです．

HbA1c 値 7％を目安に，個々の患者さんのケースで管理の強弱に味付けをすればよい

のです．

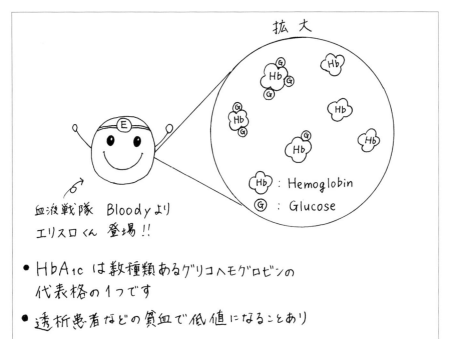

極論2　糖尿病管理は10か条

　2型糖尿病患者の診療内容を概観します．糖尿病は総合診療でよく出会う疾患です．糖尿病診療の考え方の大枠を理解すれば，管理にかなりの自信をもてるようになるでしょう．英語でいう「TO DO LIST」，すなわち診療でしなければならない事項を羅列することから始めましょう．

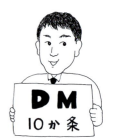

糖尿病管理の10か条

1. 血糖値
2. 血圧
3. コレステロール値の管理（中性脂肪はあまり大切でない）
4. アスピリン投与の検討
5. 禁煙
6. 食事・運動・体重管理
7. 足のお手入れ（足全体，爪の切り方，糖尿病性神経障害の有無，動脈硬化による狭窄病変の有無の確認）
8. 眼科医による眼底検査
9. 微量アルブミン尿測定
10. 肺炎球菌ワクチンとインフルエンザワクチンの投与

　これらを順におさらいしていきましょう．

1 血糖値

　血糖値のコントロールの基本は，食事療法と運動療法です．意識の高い患者さんもたくさんいて，糖尿病という診断を受けたらば，ほんの2〜3カ月で劇的な生活改善を実現し，血糖値を正常化させる人もいます．しかし，これで不十分であれば，薬剤を順次加え，

HbA1c値7%を目安にコントロール

です．
　使用薬剤の第一選択はなんといっても**メトホルミン[metformin]**でしょう．薬剤の効果を実際の合併症予防効果で比較すると，このクスリが断然一番です．メトホルミンを少なめから徐々に開始し，2〜3カ月ごとに増量します．メトホルミンはむかつきなどの消化器症状が副作用としてよくあり，症状が強ければほかの薬剤に切り替えざるをえないこともあります．よくいう乳酸アシドーシスは，まずは起こらない副作用で懸念する必要はほとんどありません．
　これでも血糖値が下がらなければ，2番めの薬剤を追加しますが，

どれを選ぶかは甲乙つけがたいのが実情で，
「どれを使ってもよい」

が【極論】です．

- 手軽で歴史の長い**スルホニル尿素薬[sulfonylurea compound；SU剤]**が選ばれることが医療コストの観点からも多いのですが，島細胞を刺激して内在インスリンを無理に出させるのが仕組みですから，体重を増加させやすいデメリットがあります．
- **チアゾリジン[thiasolidinedione；TZD]**系の経口血糖降下薬は，血糖を下げる効果はよかったのですが，心臓の機能を低下させる，すなわち心不全のリスクが明らかになって人気を失いました．
- 24時間安定した効果を保つインスリンの登場により，低血糖のリスクをあまり心配せずに，0.1〜0.2 U/kgの投与量から開始し1日1回投与するだけで，

自ら分泌するインスリンとあいまって良好な血糖コントロールになる場合が多いものです．かなりの高血糖例では数カ月だけしっかり使って無理やり良好な値に下げて，身体すなわち島細胞を慣れさせて自分のインスリン分泌を復活させてから経口薬剤に切り替えるワザは結構使えます．
- でも，やっぱり注射には抵抗感をもつ患者さんが多い．最近出現したDPP［dipeptidyl peptidase, ジペプチジルアミノペプチダーゼ］-4阻害薬，GLP［glucagon-like peptide, グルカゴン様ペプチド］-1受容体作用薬，ナトリウム／グルコース共輸送体［sodium-dependent glucose transporter 2；SGLT2］阻害薬も追加薬剤としてよく使われるようになりましたが，その血糖値コントロール効果はほかの薬剤と同じ程度だと考えてください．最近発表されたEMPA-REG試験によると，SGLT2阻害薬のempagliflozinが3年間の投与期間だけで，心血管疾患死亡を大幅に減少させる大きな期待をもたせる効果を示しました[7]．ただし，長期的にはまだ使われていないので，思わぬ副作用が将来明らかになる危険性など，まだ判然としていないと考えるのが賢明です．新薬だから気楽に飛びつくという姿勢は好ましくありません．
- α-グルコシダーゼ阻害薬は腸での吸収を抑え食後の高血糖を抑える薬剤で，血糖降下力はやや劣りますが，ほかの薬剤とよく併用されます．

最後にもう一度インスリンの登場です．かなり高血糖の糖尿病では，結構気軽にインスリンを使うのもいいものです．24時間安定した効果を保つインスリンを1日1回投与の方法は，中短期型インスリンなど複数種類を工夫して1日数回投与する方法と比較して，大枠では決して劣らない研究データ[8]がどんどん出てきています．将来，埋め込み型人工膵島のような器械や，iPS細胞［induced pluripotent stem cell, 人工多能性幹細胞］で自らの島細胞を再生移植するなどの技術が出る時代までは，24時間安定した効果を保つインスリンを1日1回投与の方法が2型糖尿病のインスリン治療法の主流となるでしょう．

医学では，基礎医学理論と実際の臨床での効果がずいぶん違ってしまうことが大変多く，ガッカリに満ちた歴史を経験してきました．長年使用後のデータ[8]が出て初めて，これらの新しい薬剤が市民権を獲得できるか否かがわかるのです．今のところ

メトホルミンで始めて，2つ目はどれでもよい
血糖値も極端に下げる必要はなし

が基本姿勢です．

2 血圧

　糖尿病の合併症は，大血管の動脈硬化（動脈が年食って硬くボロボロになり，心筋梗塞や脳梗塞を起こすこと）と微小血管の動脈硬化（腎疾患，網膜病変，神経障害）であり，これらに大きな影響を与えるのが**高血圧 [hypertension]** です．血圧管理は，動脈硬化を抑えるのに大きな効果があり，血糖値の管理に負けず劣らずに重要です．血圧は，「糖尿病では一般の高血圧管理よりもしっかり厳しめの 130/80 mmHg 以下を狙おう」がガイドライン[9]です．ところが，厳しめの管理でも，普通の管理でも効果は同じだったという臨床研究[10]が多く，**血圧管理も肩の力を抜いて普通にすれば十分**だと考えましょう．すでに動脈硬化病変があって狭窄部位もちらほら存在する身体の状況では，血圧を下げすぎると狭窄部の先で虚血が発生し，よくないのでしょう．

　治療薬の選択は，臓器を守る効果に優れ，薬剤コストも低い**アンジオテンシン変換酵素阻害薬 [angiotensin converting enzyme inhibitor；ACE 阻害薬]** が第一選択です．合併症予防の観点で，ACE 阻害薬がアンジオテンシンII受容体拮抗薬 [angiotensin II receptor blocker；ARB] にやや勝るというデータ[11]が多いのです．ARB は，ACE 阻害薬によくある副作用である空咳（乾性咳嗽）が出て駄目な時に使う第二選択の位置づけでしょう．ACE 阻害薬や ARB は，腎臓糸球体濾過圧を下げることで，**微量アルブミン尿 [microalbuminuria]** 量を減らして腎臓を守ってくれます．さらに，ACE 阻害薬や ARB は，糖尿病と関係のない慢性腎不全の進行を予防する目的でもよく使われる薬剤です．

3 コレステロール値の管理

　コレステロール値の管理も大変重要です．こちらは血糖や血圧と違って，下げれば下げるほどよさそうなのです．薬剤の選択では**スタチン [statin, HMG-CoA 還元酵素阻害薬]** を使うべきです．Low density lipoprotein [LDL] コレステロール値が正常で中性脂肪だけが高い場合でも**やはりスタチン**を用います．ラ

ンダム化比較試験[12]の結果，スタチンを投与されている糖尿病患者では，中性脂肪をフェノフィブラート［fenofibrate］の投与で下げようが下げまいが合併症の発症率には違いがなく，中性脂肪の管理はあまり大切でないことがわかってきました．したがって，フェノフィブラートは中性脂肪が 500 mg/dL 以上とか 1,000 mg/dL 以上で急性膵炎の発症が強く懸念されるような場合に**かぎってスタチンとともに投与**です．両方の薬剤の併用では，筋炎や肝機能異常のリスクが高まることを念頭に置いておかなければなりません．またスタチンには，LDL コレステロール値を下げ，high density lipoprotein［HDL］コレステロール値を上げ，動脈硬化のアテローム形成を防ぐ長期的効果だけでなく，血管内皮を安定化させることで急性の血栓形成を抑制する重要な効果もあります．脳梗塞の患者さんに対しスタチンを数日早めに投与を開始するだけで，その後の脳梗塞再発率が劇的に下がるようなこともわかってきています[13]．

どんどんスタチンを使おう

というのが今風の方針なのです．

　では，どのスタチンをどの程度使えばよいのでしょうか？　LDL コレステロール値が 70 mg/dL 以下という超良好な患者さんでもないかぎり，アトルバスタチン［atorvastatin］（リピトール®）10 mg/day 以上あるいはロスバスタチン［rosuvastatin］（クレストール®）5 mg/day 以上の投与が目安です．2013 年で LDL コレステロール値をいくつ以下に下げようなどという目標値を設定する従来の方針は止めようということになりました[14]．LDL コレステロール値がかなり低い人でもスタチンの恩恵がありますし，LDL コレステロール値にかかわらず内服しようという方針ですから，**LDL コレステロール値に一喜一憂せずスタチン投与をしっかり継続**していきます．まあ，半年に 1 回ぐらいは血液検査をして，副作用の肝機能障害や筋障害がないか，脂質を測定して内服をしっかりしているか否かのチェックに応用する程度です．

4　アスピリン投与の検討

　アスピリンの血小板凝集抑制効果により，動脈硬化のもとでの血栓予防をして，心筋梗塞や脳梗塞の発症予防を期待します．従来から盛んに利用されてきたアスピリンですが，少し揺り戻しで反省の時代になったといえます．

> ### アスピリン投与の目安
>
> - 心筋梗塞や脳梗塞の既往があるような場合，すなわち動脈硬化疾患がすでにある人には文句なしに投与する方針でよいでしょう．投与量は，ベビーアスピリン1日1錠（75〜150 mg/day）が目安です
> - しかし，糖尿病があっても動脈硬化疾患が明らかでない人に投与するのは控えたほうがよさそうです．なぜならば，一次予防（病気を発症させないための予防的投与，二次予防は早期発見，三次予防は発症後の管理）でのわずかな動脈硬化リスク軽減効果よりも消化管出血の危険増大の害のほうが上回りそうだからです．Japanese Primary Prevention Project[15]という日本人での臨床研究のデータでも，この点が明らかにされました

5 禁煙

喫煙は動脈硬化を加速させます．そのインパクトは果てしなく大きいものです．喫煙を続けながら一生懸命に糖尿病薬を内服する患者さんに少なからず出会いますが，本末転倒で悲しい気持ちになります．「一生懸命徹夜して試験勉強をしたのに，試験を受けている間に居眠りをしてゼロ点になるアホ（！）と同じだ」と叫びたい気持ちになります．何とかして，そこを患者さんに理解してもらい，禁煙の意欲を引き出したいものです．喫煙量が多く本当のニコチン中毒の人には（睡眠中に下がったニコチン血中濃度が我慢できず，朝一番の喫煙が起床後5分以内である人が目安），バレニクリン（チャンピックス®，米国ではchantix®という名称で販売されています）などの薬剤を用いてでも，禁煙を実現させてあげましょう．

6 食事・運動・体重管理

食事・運動・体重管理を生活改善によって達成する姿勢は，糖尿病にかぎらず高血圧や高脂血症などの生活習慣病すべてにおける基本です．ところが，**食事にせよ運動にせよ，どのようなタイプのダイエット，どのようなタイプの運動をすべきかに関しては，さまざまな意見があり結論が出ていないのが現状**です．脂肪

は高カロリーなので避けましょうと長年いわれ続けてきた通り低脂肪食が本当によいのか，いや，摂取総カロリーが同じならば脂肪中心の食事である低炭水化物食のほうが体重コントロールの成績が良好だとか，地中海食がよいのだ，といった議論が尽きません．運動も，筋肉をつけるウェイトトレーニングと，ジョギングなどの有酸素運動との割合や量がどうあるべきか，といったことにも明確な答えが出ていないのです．

また，「継続は力なり」を達成することが難しいことの研究[16]がたくさんなされています．管理栄養士によるカウンセリングを積極的に組み入れて強い生活指導を行えば，確かに1年後といった短期的な将来には一時的にさまざまな指標が改善するものの，さらに数年を経過すると，結局は初期の努力を続けることができない人がほとんどになってしまいます．せっかく減らした体重も，リバウンド現象で元通りになる人がほとんど，といった実情があります．

そして，太った糖尿病の患者さん5,100人を食事・運動を強力に行う治療群と

足全体の確認（図1）

- 足全体，特に足指の間の皮膚をよく観察し，感染を起こすリスクとなる水虫の発見と治療を行います

- 巻き爪（陥入爪），たこ（胼胝），靴ずれがないかを確認します

爪の切り方の確認（図2）

- 深く切りすぎて爪の両端が皮膚に刺さるような切り方にならないように爪の切り方を指導します

普通の糖尿病指導群にランダム化し，11年観察した研究[17]では，前者が5%，後者が1%の体重減少と効果に大きな差を達成したにもかかわらず，心血管系の合併症の発症率には差がなく，ガッカリの結果だったりして生活改善療法のエビデンスが乏しい事実があります．2つの群の違いは，後者のほうがよりたくさんの内服治療を必要としていたというものでした．すなわち，頑張って生活習慣を改善するか，それほど頑張らずに薬を飲むか，いずれでも効果は同じだったのです．

　昔から誰もが大切と思っていた素朴な努力の効果の真実はまだ謎なのです．

7 足のお手入れ

　糖尿病では，年に1回ぐらいは徹底的な足の診察をしましょう．糖尿病の易感染性や血流不足が原因で皮膚感染を起こし，これが骨髄炎へと進展すると，足指切断に至ることも少なくないのが糖尿病です．

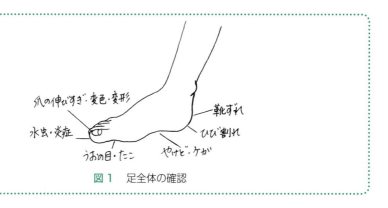

図1　足全体の確認

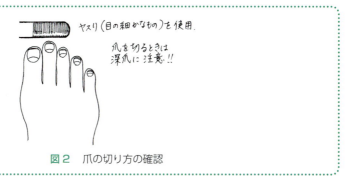

図2　爪の切り方の確認

糖尿病性神経障害の有無の確認（図3）

- 糖尿病性神経障害の診察として，足裏に診察用フィラメントを当てて患者さんが感じとれるかどうかを確認します（軽くボールペンの先で触れるなどで代用するのも現実的）

- 足底の親指と小指の付け根近くの2か所を調べるだけで十分だといわれています．痛みを感じることができないと足に怪我をして感染の引き金になります

動脈硬化による狭窄病変の有無の確認（図4）

- 足の脈診（太い脚用のマンシェットを使って足での収縮期血圧測定を行い，腕の血圧値より高いのが正常，腕の血圧の90％以下が異常値です）をして，動脈硬化による狭窄病変が腹部以下にないことを確認します．これが足関節上腕血圧比［ankle brachial index；ABI］検査です

8 眼科医による眼底検査

放置した糖尿病では，眼底出血から失明という運命も懸念されます．年に1回は，網膜の観察を眼科医にしてもらい，糖尿病性網膜症の有無をチェックします．新生血管や微小動脈瘤があれば，将来の破裂出血を予防する目的でレーザー凝固治療を行ってもらいます（12章【極論4】参照）．

9 微量アルブミン尿の測定

腎臓の糸球体内の細小血管が糖尿病でダメージを受けると，濾し出される原尿

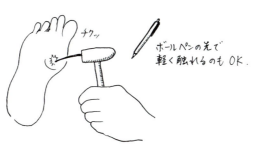

図3　糖尿病性神経障害の有無の確認

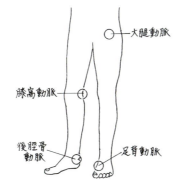

図4　動脈硬化による狭窄病変の有無の確認

にたくさんのアルブミンが漏れ出るようになります．そして尿細管で再吸収しきれず尿にもかなりのアルブミンが漏れ出てきます．正常の腎臓では，1日あたりの尿中アルブミン量は30 mg/day以下です．これを超えて，1日あたりの尿中アルブミン量が30〜300 mg/dayになると，これを**微量アルブミン尿**［micro albuminuria，新名称 moderately increased albuminuria］と呼び，早期の腎障害を意味して積極的な治療で腎臓を守る努力を開始しなければなりません．ちなみに300 mg/dayを超えると**顕性アルブミン尿**［macroalbuminuria，新名称 severely increased albuminuria］と呼ばれるようになり，腎障害の進展を意味します．1日の蓄尿で検査するのは面倒ですから，その代わりに1回の排

尿の尿のアルブミン量とクレアチニン量の比を検査して1日アルブミン量を推定することも盛んになされます．これは，クレアチニンがいつでもほぼ一定に原尿に濾し出されることを応用した検査方法です．この検査法では，**微量アルブミン尿は 30 〜 300 mg/g クレアチニン，顕性アルブミン尿は 300 mg/g クレアチニン**と，たまたま上手に数字が合うようになっていて便利です．治療は，血糖管理や高血圧管理を徹底することですが，特にACE阻害薬やARBを投与して，原尿へ排出されるアルブミンを減らすことに大きな効果があります．ACE阻害薬やARBによってアルブミン尿が減ると，腎障害の進展がだいぶ遅くなるのです．

10 肺炎球菌ワクチンとインフルエンザワクチンの投与

糖尿病の易感染性による肺炎の重症化，インフルエンザの重症化をそれぞれ防ぐために，糖尿病患者には積極的にこれらの予防注射が勧められます．**肺炎球菌ワクチン（pneumococcal vaccine ［PCV13］と pneumococcal polysaccharide vaccine ［PPSV23］をそれぞれ一生に1回）とインフルエンザワクチン ［influenza vaccine］を毎年1回投与**してあげます．

極論3　甲状腺疾患は性質（たち）がいい

甲状腺の疾患で急を要するような事態はほとんどありません．甲状腺クリーゼ［thyroid storm］という極端な甲状腺機能亢進症に出くわすことは滅多にありませんし，逆に極度の甲状腺機能低下症にもあまり出会いません．仮に甲状腺の悪い病気の1つとして甲状腺がんを挙げてみても，未分化がんなど非常に少ない特殊なものを除けば，ほとんどが治癒するものです．総合診療で遭遇する甲状腺の病気はほとんどが性質（たち）のよいものです．総合診療医が危険なく判断と治療を施すことのできる領域なのです．

甲状腺機能異常が疑われる場合や，健康診断で採血する時に，とりあえず最初に調べる血液検査は**甲状腺刺激ホルモン ［thyroid stimulating hormone；TSH］**です．もしも血液検査項目を増やす余裕があるのであれば，TSH，free

T4［free thyroxine 4，遊離サイロキシン 4］，T3 の 3 項目をセットではじめからオーダーしてしまいます．

TSH が高ければ，よくある慢性甲状腺炎，橋本病［Hashimoto's disease］による甲状腺機能低下症

を考えます．自己免疫による炎症で甲状腺機能予備力が徐々に低下し，最終的には，目安として T4（レボチロキシン［levothyroxine］）投与換算で 1.6 μg/kg/day に相当する甲状腺ホルモンを自分で産生できなくなると，脳下垂体が甲状腺に「がんばれ指令」を出す状況，すなわち TSH が上昇することになります．ただ，病気の進行は遅く，治療せずに 2〜4 年間観察すると，時々正常値に戻ったり異常になったり，**揺れるように徐々に異常値へ進行します**．ただし，一般に「TSH が 10 mU/L 以上になったら治療を始めたほうが無難かな？　でも 20 mU/L 以下だったら症状があまりないし，しばらく治療しなくても大きな問題にはならないよね」といった感覚で対処すればよいので，あせる必要はまったくありません．

また，まったく正常の人でも TSH は少しずつ揺れながらいつも変化しています．車線の間を走る自動車のように少しずつ右に左に揺れています．たまには車線をはみ出すこともありで，また元に戻ります．健康診断でたまたま TSH が軽度異常な場合，5〜10 mU/L の場合は，あわてずに半年後にでも再検査です．半分ぐらいは正常値に戻るのです．1〜2 年といった短期間で立派な機能低下に陥るのはせいぜい 10 人に 1 人もいません．残りの人たちは軽度異常の範囲で数年もの間揺れを繰り返していくことになります．

この際に抗甲状腺ペルオキシダーゼ［thyroid poroxidase；TPO］抗体や抗サイログロブリン［thyroglobulin］抗体といった甲状腺への自己抗体を測定して，これが陽性であれば橋本病であり，将来に TSH はさらに異常値へ振れていくリスクが高いことを意味します．この場合は，軽度な異常でも早めに治療を開始するのが無難でしょう．意識しないような症状の，だるさや元気のなさが改善することもあります．治療は，①最初からレボチロキシン（チラーヂン S®）1.6 μg/kg/day を開始してしまう性急な方法や，② 25 μg/day で 1 カ月様子をみて

TSH をチェック，足りなければ 50 μg/day にして 1 カ月後に TSH をチェック，というように少しずつ増やすゆっくりな方法，そして③その中間をさじ加減していく方法などさまざまですが，基本的にはどれでもよいことになっています．特に高齢者や虚血性心疾患などほかの慢性疾患をもつ人の場合は，急激な甲状腺機能の回復に対応できずに，最初の数週間だけさまざまな症状を呈する危険があります．私は，「君子危うきに近寄らず」のゆっくり方法，もしくはこれをもう少しだけ早く増やす方法を好んでいます．

いずれにせよ，基本は，あせる必要はなし

です．ゆっくり検討して方針を決めればよいのです．甲状腺機能低下症は本当に扱いやすいものです．一方で，

TSH が低ければ，甲状腺機能亢進症

です．こちらは暴れ馬を操るように，上手に機能を抑えなければならず，甲状腺機能低下症の管理ほど単純ではありません（図 5）．甲状腺機能亢進を呈する疾患は，

第一のグループ（甲状腺ホルモンがどんどん作られて分泌される）

- バセドウ病 [Basedow's disease]（グレーヴス病 [Graves' disease] ともいう）
- 機能性（すなわちホルモン産生性の）腺腫（単発・多発）

のみならず，

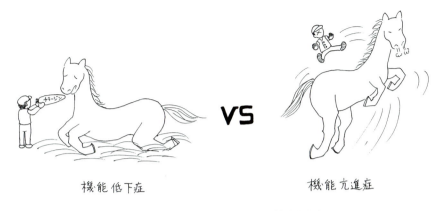

図5 甲状腺機能低下症と甲状腺機能亢進症

第二のグループ（甲状腺ホルモンが血中に漏れ出る）

- 亜急性甲状腺炎（かぜ症状の後で発熱とともに甲状腺が痛く腫れる）
- 産褥後甲状腺炎（出産後10人に1人弱もの人が経験する無痛の甲状腺炎）

などの甲状腺の急性炎症期にも，甲状腺に蓄えられていたホルモンが組織破壊で血中に漏れ出し，数週間の一過性甲状腺機能亢進を呈する疾患もあります．後者は，甲状腺炎が壊れるので甲状腺ホルモン産生は回復するまで止まってしまいます．病気のメカニズムにより治療法が異なるので，甲状腺機能低下症ほど単純ではありません．

　第一のグループのバセドウ病は，日常診療でよくお目にかかる甲状腺機能亢進症なので，この病気に感受性97％（3％は特に初期の軽度のバセドウ病では検出されない場合あり）で特異性99％（陽性なのにバセドウ病でない場合が1％しかないあり）の**抗TSH受容体抗体［TSH receptor antibody；TRAb］**をまずは血液で調べるのが得策です．**陽性であれば診断確定**と考えてよく，甲状腺シンチスキャンを行う必要がなくなります．TRAbが陰性であれば，甲状腺シンチスキ

ャンを行います．甲状腺シンチスキャンで，

甲状腺シンチスキャン

- 第一のグループは機能亢進した甲状腺組織が明るく映し出され全体が一様に明るければバセドウ病，結節状に明るくほかの部分が暗ければ機能性腺腫と診断
- 第二のグループは組織の機能は止まっているので甲状腺全体が真っ暗

になります．熟練した超音波検査により甲状腺の血流量を感じ取ることができれば，シンチスキャンと似た情報を得ることもできるようですが，これには経験と技術を要します．

第一のグループの根本的な治療法は甲状腺ホルモンの産生を抑えることです

第一のグループの根本的な治療法

1. チオナミド [thionamide] の経口投与剤 [メルカゾール®，プロパジール®] で甲状腺ホルモン値を正常範囲にコントロールする
2. 放射性ヨードで甲状腺組織をちょうどよく破壊する
3. 手術的に余計な甲状腺組織を切除する

といった治療法があります．日本や欧州では1が主流です．米国では2も盛んに行われます．2は1回の治療で，あとは頻繁に血液検査で甲状腺機能を追いかける必要もありませんし，決して少なくないチオナミドの副作用である顆粒球減少症，肝機能障害，発疹などを心配する必要がない利点があります．日本では，放射性ヨードの取り扱いの厳しさからか2を行う施設が少なく，1が3より好

まれる状況で①が選択されるようです．ただ，チオナミドの副作用が問題となる場合は②を行う施設を探して治療してもらいましょう．妊婦の治療は②ができないので，チオナミドでも胎児に影響の少ないプロパジール®を選択します．ドキドキ，イライラ，手のふるえ，暑くてだるいなどの甲状腺機能亢進症では，根本的治療の効果が出てくるまでの数週間は，β遮断薬を投与して対処します．多くの場合，アテノロール［atenolol］25 mg/day の投与を馬鹿の一つ覚えで開始すればよいでしょう．落ち着かなければ数日後に 50 mg/day へ増量します．

第二のグループの治療法は
基本的には治療せずに放置です

そのうちよくなります．とはいっても，頸部が痛い時は非ステロイド系抗炎症薬［nonsteroidal anti-inflammatory drug；NSAID］．ドキドキすればアテノロール．逆に病状の後期で一時的な甲状腺機能低下症の症状が出れば，数週間だけレボチロキシン（チラーヂンS®）を 25〜50 μg/day 程度でも補充してあげればよいでしょう．

最後に，甲状腺の腫瘤．そのほとんどが，超音波検査で細胞診を提出して良性の結果が得られ，放置および経過観察で十分なものです．もちろん，大きくて格好悪い，あるいはどうしてもがんの可能性を排除できないので手術で摘出といったオプションもあります．ただし，これががんであっても，甲状腺がんは悪性度が高くて転移するようなタイプはめったになく，ほとんどが予後良好なものばかりです．甲状腺は本当に性質(たち)がいいのです．

TSHが92である状況で診断に至った甲状腺機能低下症の1例

　51歳の男性が，1年近くの全身のむくみと頭がボーっとして気合いが入らないという症状で受診されました．1年以上にわたり複数の医療機関で，たくさんの検査を受け，中等度の ALT［alanine aminotransferase，アラニンアミノトランスフェラーゼ］，AST［aspartate aminotransferase，アスパラギン酸アミノトランスフェラーゼ］上昇のみを指摘され，それまでの毎

日ビール小瓶3本の飲酒を止めて数カ月しても症状の改善はありませんでした．肝機能異常のため消化器科に紹介されたのですが，分業の強すぎる米国の消化器科は内分泌のことなどまったく念頭になく，正しい診断に至らなかったようです．初診時の下肢のむくみは立派であり，顔もむくんだ感じでした．症状をよく聞き診察すると，ただ1つのシステム，例えば心機能，肝機能，腎機能が落ちてむくみになる1システムの疾患ではない，**体全体のシステムが影響を受けている印象をもち**，基本である甲状腺検査を含めました．TSH 92 mU/L（正常値0.55〜4.78 mU/L），free T4 0.1 ng/dL（正常値0.7〜1.7 ng/dL）が得られました．稀には副腎などのほかの内分泌異常の合併もありうるので，レボチロキシン 25 μg/day を少量からただちに開始しました．症状は2週間以内で急激に改善，2カ月後にはレボチロキシン 100 μg/day の状況で TSH が 27 mU/L，free T4 が 0.8 ng/dL へ改善，初診時の AST/ALT は 86/232 から 36/42 へと正常化しました．最終的にはレボチロキシン 125 g/day で甲状腺機能の完全正常化となりました．医療の過度の分業化による米国医療の実力低下を実感する1例でした．日本の医師には病気を感じ取る勘(アート)の力を大切に磨き続け，過度の分業によるデメリットに陥ってほしくないと強く願います．

極論4　大きな目で見りゃ，どのダイエットも同じ

われわれ人類は砂漠のサボテンのようなものです．何十万年という人類の長い歴史のほとんどが飢餓との闘いでした．絶対的な食糧不足を乗り越えて生存し続けてきた様子は，絶対的な水不足を乗り越えてきたサボテンにたとえることができます．人類は飢餓の歴史の中で，少ない食糧で生き延びられるように，食糧に少しでも余裕をもてるラッキーな環境下では余った栄養をすぐにでも脂肪にして蓄える能力を進化の過程で磨いてきたのです．これは，サボテンが余裕さえあればすかさず水を蓄えることができるのと同じで，人類は少ない栄養でもなるべく

脂肪にして蓄える能力を遺伝子の中で進化させてきました．ところが最近100年という人類の歴史の今の超一瞬に，人類を突然に飽食の時代が襲いました．脂肪にして蓄える必要がない環境なのに，どんどん蓄えてしまい肥満へ……．この肥満がさまざまな生活習慣病を引き起こす諸悪の根源ともいえるのです．いってみれば，

気候の厳しさに耐えて進化してきたサボテンに
水をやりすぎると根が腐って死ぬのと同じ現象が，
今人類を襲っているのです

「頑張って体重を減らしましょうね」という言葉を毎日たくさんの患者さんに語りかけるのが現代の医師です．われわれ自身，自ら体重コントロールに気を配ってもなかなかうまく行かないことを承知で，患者さんに減量などと指導し続けなければならず，大変困ります．超肥満の患者さんには，胃を小さくするなどの手術が有効であることがすでにデータで示され，たくさん議論されているのですが，ここでは外来診療で出会う，普通（？）の肥満体型の患者さんへの対処を考えます．努力すれどもそれほど効果を得るのは簡単でないのが現実です．しかし，たゆみない患者さんへのアドバイスで，少しでも健康を確保してあげたいものです．

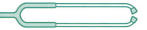

ダイエット

まずはダイエット．体重を減らすのに一番よいのは，摂取カロリーを減らすことであり，運動によって消費カロリーを増やす作戦はあまり上手く行きません．なぜならば，かなりの運動をしても大したカロリー消費量にはならないからです．ランニングマシーンで頑張ったあとに，マシーンが示す消費カロリー値の少なさに愕然としたことがあるはずです．さて，ダイエットの方法には，低脂肪食，低炭水化物食，地中海食などたくさんあり，その優劣をめぐって多くの医学研究がなされ，議論が交わされてきました．カロリーが高い脂肪分を控える古典的なダイエットである低脂肪食が長年強調されてきましたが，**なんと今の流行はまったく反対の低炭水化物食です．**カロリー

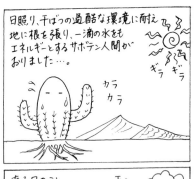
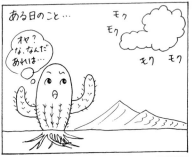
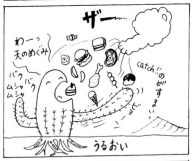
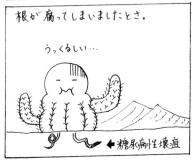

サボテン人間と飽食の雨

をむしろ脂肪中心にしようというのですから，今までの努力は何だったのか．
低炭水化物食では，高血糖と低血糖を交互に繰り返す血糖の日内変動が少なくなり，低血糖時の「腹へってつらーい」という状況を防ぐことができます．また，低炭水化物食では，基礎代謝によるカロリー消費が高めに保てるようで，これも体重コントロールにとって有利なのだとか．時代の流行りで正反対の意見が出ては消え，医学界が右往左往ですから，「どうすりゃいいの？」です．結論は，**どのタイプのダイエット方法も大差ない**と考えておくのが正しそうです．むしろ，

**ダイエットのことをいつも念頭に置いて
食べ過ぎない人生を送ることが大切**

です．そして，**時間をかけじっくり食べ，半分食べたら中間にお休み時間を入れて，血糖値が多少上がるのを待って腹激減りを解消してから後半を食べるといった食事のパターンの工夫をするよう指導しましょう．**

2 運動

　さて，運動にはどのような意味があるのでしょうか？　運動には，体重があまり減らなくても体内の脂肪を減らし筋肉にする，といった効果があります．また，インスリンへの感受性を高め，糖尿病を防ぐ効果や高血圧予防の効果があります．また，何らかのスポーツが趣味になると，そのスポーツの成績を上げる目標が減量したいという意欲を高めることにもなるでしょう．そして，体重管理の観点からは，いったん減らした体重を維持するという最も困難なゴールを達成するのに運動が効果を発揮するようなのです．意気込んで減量に成功しても，ほとんどの人が長年のうちに体重を元に戻してしまいます．体重を減らしたあとの維持が，実はすごく大きな課題です．食事療法だけで体重を減らすと，基礎代謝量が同時にかなり低下し，再度体重増加へ向かう大きな原因になっています．

基礎代謝量を高く維持するためには運動が大切

です．特に，**筋肉増強をめざしたウェイトトレーニングが高い基礎代謝を作り出してくれます．筋肉が増したあなたの素敵な身体，それは超大型エンジンを積んだ高級車です．燃費が悪くてガソリンをどんどん食う身体です．** その身体が体重の増加を防いでくれるのです．その状況で，有酸素運動を持久的に行うトレーニングを加えれば，より大きなカロリーの消費になるでしょう．

コラム1　ダイエットと運動による減量を成功させるために

ダイエットと運動による減量を成功させるための，日常生活での工夫を積極的に取り入れたいものです．

① まずはモニターテクニックです．食べたものを記録して日記にするとか，体重のグラフを作成する，歩数計を着用するなどといったことが減量の励みになります．

② さらに，「食べたーい」と感じて食べ物に手を伸ばしてモグモグといく自分の行動のパターンを分析します．それを避ける工夫を生活習慣に組み込むのです．例えば，夕食後のデザートにどうしてもケーキを食べてしまうのが癖ならば，まずはケーキを買わないようにするだけで，食べたいと思っても食べることができません．さらに，夕食後に散歩をする習慣を取り入れれば食後にケーキの癖を退治できます．代わりに，カロリー少なめの野菜や果物を買っておいて冷蔵庫に入れておくと，ケーキでなくそちらを食することになります．

③ 「ゆっくり食べ」に加えて食事中に水をしっかり飲むのもテクニックです．ゆっくり食べているうちに血糖値が上昇し始めて，激減り感がなくなります．また，たくさん水を飲むことでお腹が張った感じの満腹感を味わえます．

④ 栄養士と相談して食事プランを自ら練るのも効果があります．自分でカロリーコントロールに参加している意識が大切です．せっかく計画を立てたのだから守りたいという気持ちになります．

⑤ そのほかにもいろいろな工夫を自らしていく．

こんなアドバイスを時々は患者さんにできる医師になりましょう！

内分泌疾患でエキスパートに負けないポイント

1. 血糖コントロールは HbA1c 7%が目安．発症直後の若年者はきつめに，長年経過した高齢者はほどほどに
2. 糖尿病管理のチェックリストを1年間に振り分けて計画的に実施しよう
3. 甲状腺機能低下症にはレボチロキシン 100 μg/day 程度が目安
4. 各種食事療法の効果に大差なし．患者さんのやる気が起きる方法で．運動は筋肉増強と有酸素運動の組み合わせで

●文献

1) Ohkubo Y, Kishikawa H, Araki E, et al: Intensive insulin therapy prevents the progression of diabetic microvascular complications in Japanese patients with non-insulin-dependent diabetes mellitus：a randomized prospective 6-year study. Diabetes Res Clin Pract 28: 103-17, 1995.
2) Intensive blood-glucose control with sulphonylureas or insulin compared with conventional treatment and risk of complications in patients with type 2 diabetes (UKPDS 33). UK Prospective Diabetes Study (UKPDS) Group. Lancet 352: 837-53, 1998.
3) The NICE-SUGAR Study Investigators, Finfer S, Chittock DR, et al: Intensive versus conventional glucose control in critically ill patients. N Engl J Med 360: 1283-97, 2009.
4) Gandhi GY, Nuttall GA, Abel MD, et al: Intensive intraoperative insulin therapy versus conventional glucose management during cardiac surgery：A randomized trial. Ann Intern Med 146: 233-43, 2007.
5) Nathan DM, Buse JB, Davidson MB, et al: Medical management of hyperglycemia in type 2 diabetes：A consensus algorithm for the initiation and adjustment of therapy：A consensus statement of the American Diabetes Association and the European Association for the Study of Diabetes. Diabetes Care 32: 193-203, 2009.
6) Holman RR, Paul SK, Bethel MA, et al: 10-year follow-up of intensive glucose control in type 2 diabetes. N Engl J Med 359: 1577-89, 2008.
7) Zinman B, Wanner C, Lachin JM, et al: Empagliflozin, cardiovascular outcomes, and mortality in type 2 diabetes. N Engl J Med 373: 2117-28, 2015.
8) Bretzel RG, Nuber U, Landgraf W, et al: Once-daily basal insulin glargine versus thrice-daily prandial insulin lispro in people with type 2 diabetes on oral hypoglycaemic agents (APOLLO)：an open randomised controlled trial. Lancet 371: 1073-84, 2008.
9) 科学的根拠に基づく糖尿病診療ガイドライン 2013 14．糖尿病に合併した高血圧

(file:///C:/Users/KUWAMA/Downloads/GL2013-14.pdf).
10) The ACCORD Study Group, Cushman WC, Evans GW, et al: Effects of intensive blood-pressure control in type 2 diabetes mellitus. N Engl J Med 362: 1575-85, 2010.
11) Cheng J, Zhang W, Zhang X, et al: Effect of Angiotensin-Converting Enzyme Inhibitors and Angiotensin II Receptor Blockers on All-Cause Mortality, Cardiovascular Deaths, and Cardiovascular Events in Patients With Diabetes Mellitus : a meta-analysis. JAMA Intern Med 174: 773-85, 2014.
12) The ACCORD Study Group, Ginsberg HN, Elam MB, et al: Effects of combination lipid therapy in type 2 diabetes mellitus. N Engl J Med 362: 1563-74, 2010.
13) Blanco M, Nombela F, Castellanos M, et al: Statin treatment withdrawal in ischemic stroke : A controlled randomized study. Neurology 69: 904-10, 2007.
14) Stone NJ, Robinson JG, Lichtenstein AH, et al: 2013 ACC/AHA guideline on the treatment of blood cholesterol to reduce atherosclerotic cardiovascular risk in adults : A report of the American College of Cardiology/American Heart Association Task Force on Practice Guidelines. J Am Coll Cardiol 63: 2889-934, 2014.
15) Ikeda Y, Shimada K, Teramoto T, et al: Low-dose aspirin for primary prevention of cardiovascular events in Japanese patients 60 years or older with atherosclerotic risk factors : A randomized clinical trial. JAMA 312: 2510-20, 2014.
16) Wing RR, Tate DF, Gorin AA, et al: A self-regulation program for maintenance of weight loss. N Engl J Med 355: 1563-71, 2006.
17) Weight loss does not lower heart disease risk from type 2 diabetes. Intervention stopped early in NIH-funded study of weight loss in overweight and obese adults with type 2 diabetes after finding no harm, but no cardiovascular benefits (http://www.nih.gov/news-events/news-releases/weight-loss-does-not-lower-heart-disease-risk-type-2-diabetes).

6 皮 膚 [Dermatology]

> 極論1　皮疹はワインのように分析する
> 極論2　皮疹の分布から鑑別をしぼり込め
> 極論3　全身の発疹の多くは経過観察
> 極論4　知っておくと便利な皮膚疾患の宝石箱
> 　　　まず10の疾患からマスターする

極論1　皮疹はワインのように分析する

　多くの皮膚疾患は，病気の経過をチョット聞いて，ジロジロと1～2分も観察すれば，神のお告げのように直観で診断を下せるものです．私の好きな診療科目です．ただ，「好きだ」などという気持ちをもてるようになるためには，嫌がらずに真剣に診断しようという初期の努力を1～2年は根気よく続ける必要があります．

　皮疹に出会うたびに，緊張しながらアトラスや教科書をパラパラめくり，**子どもが図鑑を見ながら知識を蓄えるような努力**が必要です．患者さんの皮疹に似た写真を教科書で探し，見比べて，説明文を読み，患者さんの病状経過と比較する作業を繰り返します．初めて読んだ時は本当に退屈だった皮膚科の教科書総論の皮疹の形態分類用語〔丘疹，斑，局面，水疱，結節，膿疱，鱗屑，痂皮（かさぶた）など〕と分布による皮膚病の膨大なリストは，実際に患者さんの皮疹を検討する作業を経験してみると有用で面白く感じられるようになります．スキーでも，テニスでも，初めて学ぶ際のちょっとした努力を乗り越えれば，あとは楽しく精進し続けることができるのと同じです．皮膚疾患の診断でも，面白さを感じ

るようになればしめたものです．

　漫然と皮疹にたくさん出会うことでも直観力はつくのでしょうが，洗練された直観力を習得するには，患者さんのもつ皮疹に対して，皮膚科総論での要素を言葉にして分析する努力を続けます．いつも3〜4の鑑別診断を想起し，診断を決断し，その理由も考えながらトレーニングをし続ける．このドリルを繰り返すことで，鋭い直観力を磨くのです．ひとたび直観力が育てば，あとは瞬時のお告げがどんどん出るようになるでしょう．

　皮膚科の教科書を手にすると，難しい漢字の疾患名がたくさんあって何から手をつけて良いのかわからなくなります．しかし，実際によく出会う疾患の数はそれほど多くはありません．**少数のよくある皮膚疾患をマスターするだけで，かなり自信をもって皮疹を診療できます**．直観でわからないような難しい疾患は，結局は生検をして病理に判断をゆだねることになるので，皮膚科専門医にお願いすればよいのです．

　なおインターネット時代になり，皮膚科の教科書上の限られた写真数よりもはるかに多くの症例をウェブサイトで閲覧できる時代になったことは，誰でもどこでも「皮膚科の直観力」を練習できるようになったことを意味します．たくさんの優れたサイトがありますが，写真がきれいで症例数も多い文献[1]のサイトはお勧めです．何らかの皮疹に出会い診断の目星がついたらば，文献[1]のサイトでたくさん見ることをお勧めします．あっという間に皮膚の診療能力が育つことに間違いありません．

コラム1　皮膚診療とワインの関係

　ワインを趣味としている人の話を耳にすることがよくあります．ワインの味を表現するのに，なんとたくさんの言葉があるかということに驚かされます．実際に飲んで味わえば，こんな味かとすぐに感じることなのに，あそこまで分析して言葉にするわけです．色調は？　香りは？　味わいは？　と，いくつかの要素について分析して，うんちくをこねます．味わっては，言葉で表現して，分析する．このドリルを繰り返すことで，単なる直感ではない，洗練された味わいを楽しむのでしょう．

　白ワインの代表格シャルドネは次のような要素と言葉を使って表現され，分析されるようです．

《シャルドネ ワインの分析の1例》

色　調：レモンイエロー／イエロー／明るい黄金色／黄金色など，たくさんの色の表現があります．

香　り：リンゴ／桃／洋梨／パイナップル／レモン／マンゴー／蜂蜜／シトラスオイル／燻製の煙／バニラ／樫の木／バター／スコッチ／ヘーゼルナッツ／オールスパイス／スイカズラなど，たくさんのフルーツなどにたとえられます．

味わい：フルボディ／クリーミー／複雑／生き生きとした酸味／肉太のシャルドネ／濃厚な／つつましい／後味が長い／大柄な／バター／純粋な，といった表現があります．

　せいぜい2週間に1回のワインのみの私には，その差があまりわかりません．でも，のんべえの人なら，ワインの分析に慣れてくると，試飲しなくても言葉でワインの味わいを想像できるようになるのでしょう．

　皮疹の分析も同じです．カサカサ，ザラザラは，角化とか鱗屑といった言葉で表現します．「中心に軽い鱗屑をともなう，1～2cm大の楕円形のピンク色の斑が多数，体幹と四肢の近位に存在し，あまりかゆみはない．その皮疹が2～3週間で徐々に増大した」なんていう表現は，皮膚のソムリエが口ずさむフレーズなのです．写真や患者さんの皮膚を実際に見なくても，皮膚科医ならば，それはジベルばら色粃糠疹ですよね，とあっという間に答えが出てくるはずです．

　のんべえになって，皮疹のうんちくをこね続ければ，あなたも皮疹のソムリエになっていくこと請け合いで，きっとあなたの趣味になるはずです．

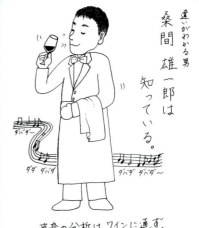

皮疹の分析はワインに通ず．

極論2　皮疹の分布から鑑別をしぼり込め

よくある疾患の専門家が総合診療医ですから，ここでも思いつくままによくある疾患を勉強しながら，皮疹の分布の大切さを感じましょう．

> **よくある皮疹**
>
> 1 虫さされ
> 2 接触皮膚炎（かぶれ）
> 3 アトピー性皮膚炎
> 4 慢性単純性苔癬（たいせん）（ヴィダール苔癬）
> 5 脂漏性湿疹（しろうせいしっしん）

1 虫さされ

「ハイキングしていて虫にさされました」「蚊がいっぱいでさされました」「蜂にさされました」というように，原因が明らかなものは超簡単です．長期的使用ではないので副作用を心配せずに，強力ステロイドの塗り薬を処方すればよいのです．虫に対するアレルギーが強ければ，短期間のステロイド内服治療もよいでしょう．**難しいのは，虫さされの証拠が判然としない場合に虫さされと診断することです**．もしも，患者さんが1～2週間の経過で，両腕，両脚，ウエストライン付近，首，顔に徐々に発疹を生じたとします．ウエストライン付近以外の体幹には発疹はありません．皮疹は5 mm～2 cmと大小さまざまな発赤丘疹．よく見ると，古いものは赤みが減ってすでに茶色っぽくなり治りかけている．新しいものはピンク色で掻痒（かゆみ）があります．この皮疹の分布は，**パジャマを着て寝てると露出しやすい場所［exposed area］**を意味します．腕や脚はパジャマがまくれ上がって腕と脚が露出し，

上着とパンツの間のウエストラインも肌をさらけ出して寝ている姿が目に浮かびます．そして，**新旧の時間的経緯に差がある発疹の存在**です．毎夜毎夜，少しずつさされて皮疹の数が徐々に増えた状況です．暑さで虫が寝具内で増えやすい夏のこのパターンは，**寝具の虫さされパターン**なのです（図1）．治療で最も大切なことは，寝具からの虫の駆除です．皮疹そのものは，強力ステロイド1～2週間の塗布になります．かゆみが強ければヒドロキシジン[hydroxyzine]アタラックス®などの抗ヒスタミン薬を数日内服するとよいでしょう．

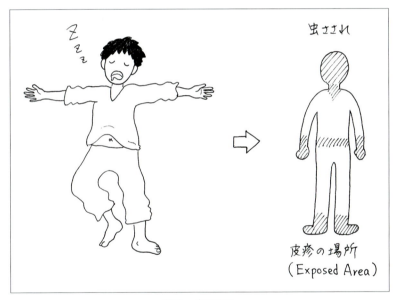

図1　虫さされ

2 接触皮膚炎（かぶれ）[contact dermatitis]

「新しい化粧品を使ったらぶつぶつがたくさんできちゃって……」「白髪染め染料で頭の皮膚がただれました」「腰痛で湿布薬を貼ったら，そこが真っ赤にかぶれちゃいました」というように，誰の目にも明らかな急性の**接触皮膚炎**では，強力ステロイドの塗り薬もしくは短期間のステロイド内服による治療となります．その一方で，急性であっても原因物質が患者さん本人には明らかでない場合や，数週間〜数カ月の慢性経過で徐々に皮膚炎が発症する場合は診断が簡単ではありません．**決め手は，限局した不思議な皮疹の形状です**．草むらを歩いた後に腕や下肢に急性の水疱をともなった皮疹ができ，かゆくて掻いたひっかき傷の上にも線状に小水疱が並んでいるといった不思議な形であれば，典型的なウルシかぶれで接触皮膚炎（ウルシ皮膚炎）です．草のかぶれ成分が掻いたことで線状に広がり，そこでも反応を示したものです．また，首の周りに輪の分布で皮疹が分布するとか，臍の付近のみに限局した皮疹とか，ネックレスやベルトのバックルに対する金属アレルギーの特徴的な皮疹なのです（図 2）．原因物質との接触を避けることが治療の根幹になります．「せっかく買ったお化粧品（ネックレス）だけれども，諦めましょう」が治療の根幹ということになります．

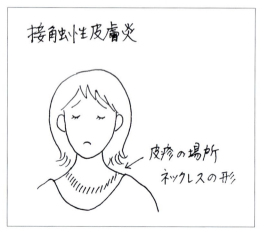

図 2

3 アトピー性皮膚炎 [atopic dermatitis]

「私は肌が弱くて，時々あちらこちらが荒れるんです．かゆくなって市販のクリームなんかよく塗ってごまかしているんですけれども，今回は少しひどくて受診しました．子どもの時に喘息があったし，花粉症もあってアレルギー体質なんです」というのが**アトピー性皮膚炎**です．**アトピーという言葉は，喘息，皮膚炎，アレルギー性鼻炎の 3 つがセットで起こりやすい体質を指します**．これらの疾患の存在が傍証となって，「やっぱりあなたの皮膚炎はアトピー性ですね」と判断する材料になります．皮膚の炎症すなわち湿疹が，手，足，顔，肘の内側，膝の裏など多数か所に慢性的に出現し，時には全身にひどい皮疹がたくさん出現する急性増悪に陥ることもあります（図 3）．治療の柱は，**病状に応じて，強弱のステロイド外用薬を上手に使ってコントロールすること**です．また，タクロリムス外用薬も炎症を抑えるのに効果があります．皮膚を保護するワセリンであるとか，保湿外用薬なども，お肌の手入れの基本として根気よく続けます．

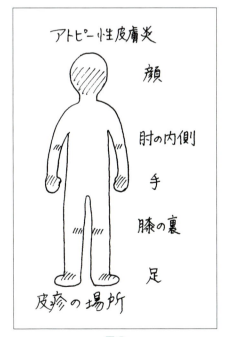

図 3

筆者談 1　「私の愛用ステロイド」をもつ

ステロイドにはたくさんの種類があって，どれを選んでよいかわからなくなりますが，弱・中等度・強・最強といったカテゴリーの中の1つだけを「私の愛用薬剤」として選んで，いつも同じものを使えばよいものです．料理人が自分の好きな包丁数本だけを上手に使い分けながら料理するのと同じです．たくさんのステロイドをマスターする必要はありません．

一般に，

- 手掌や足底など皮膚の分厚い部分には強いステロイド（フルオシノニド [fluocinonide]）
- 首から上の顔など皮膚の薄い部分には弱いステロイド（デソニド [desonide]）
- そのほかには中等度のステロイド（トリアムシノロン [triamcinolone]）

などと覚えてください．括弧内は私が愛用するパターンの薬剤です．そして2〜3週間の期間で皮疹が消えていけば，薬を塗る量を徐々に減らしていきます．急に止めると皮疹が再発しやすいので注意しましょう．

- 最強カテゴリーのステロイド（ハロベタゾール [halobetasol]）は，奥の手として短期間の使用が好ましいものです．

基剤の違いですが，

- クリームは白くて速く染み込んで乾きやすく，指の間や股など汗をかきやすい部位に適し，浸出性急性病変に適します．ベトベトしていないので患者さんが好むタイプの塗り薬です．
- 軟膏はノリのようにベトベトしていて，乾いた病変を湿潤させるのに役立ちます．薬剤を浸透させる効果が高く，クリームより少し強めのステロイドとして効果を発揮します．汗をかきやすい部位には適しません．
- ゲルは浸出性急性病変や頭皮病変に適します．
- 液体やローションは頭皮病変に使われます．

4 慢性単純性苔癬(ヴィダール苔癬 [lichen Vidal])

「毎年冬になると下腿前面(弁慶の泣き所)の皮膚がカサカサしてかゆくなり,掻いては皮膚が荒れ,悪循環に陥ります.春になるとよくなるのですが……」,「最近,陰嚢の皮膚がかゆくて,夜中になると知らず知らずのうちにぼりぼりと掻いてしまいます.止められなくて困っています」「最近,肛門周囲の皮膚がかゆくて……(以下略)」というように,かゆくて掻いては皮膚を傷つけまたかゆみになる,という悪循環に陥る皮膚炎(苔癬とはカサカサ,ゴツゴツとなった皮膚の状況を意味します)が発生しやすい場所があります.この**慢性単純性苔癬(ヴィダール苔癬)**の好発部位は,首の後ろ(うなじ),陰嚢皮膚,大陰唇皮膚,肛門周囲の皮膚,下腿前面,足の甲などであり,治療は絶対に掻かないことです(図4).「寝ている間にどうしても手がそこに行ってしまうのだからしょうがないでしょう」という患者さんの悩みに対しては,まず爪をしっかり切って,掻いても皮膚が傷つかないようにすること,抗ヒスタミン薬などのかゆみ止めの内服,陰部の病変や下腿の病変の場合はベルトをしっかり締めてジーンズをはいたまま寝ることで,手が行かないようにブロックする徹底した対策をとると同時に,かゆみの悪循環から抜け出すまで中等度の強さのステロイドを使用します.**とにかく絶対掻かない**,が治療の中心です.

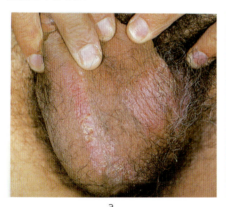 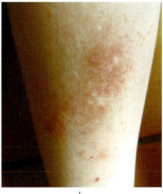

a　　　　　　　　　　　　　　b
図4　慢性単純性苔癬(ヴィダール苔癬)[a:文献 2),b:文献 3)より]

5 脂漏性湿疹 [seborrhea]

「ふけがたくさん出て困っています．髪の生え際なんか皮膚が赤くなってカサカサ，ボロボロ．眉毛やひげのあたりも同じです」「私の耳の穴はいつも荒れていて，カサカサの耳垢がたくさん出ます」というような，慢性のふけ（頭垢）をともなう皮膚炎です．頭皮，眉毛，鼻のわき，鼻唇溝，ひげ，耳穴，耳介周囲が好発部位で，この皮疹も一目見ただけで一発診断を下せるタイプの病気です．皮膚真菌に対するアレルギーが原因だといわれていて[4]，抗真菌薬（ケトコナゾール [ketoconazole] 配合のシャンプーやクリーム）とステロイドの両方を用いるのが治療の定番です．慢性外耳炎は**脂漏性湿疹**であることが多いとされています（図5）．

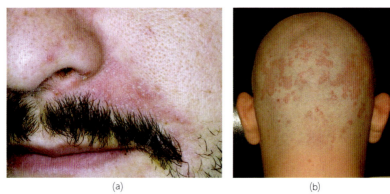

図5　脂漏性湿疹［a：文献5），b：文献6）より］

6 汗疱状湿疹

　汗疱状湿疹は，手のひら（手掌）や足底に，中国料理のデザートで出てくるタピオカのような小水疱がたくさんでき，周辺が炎症を起こして赤くなり，かゆみをともなう病変です（図6）．治療はステロイドで行いますが，皮膚が厚い場所なので，強めのステロイドを選択します．足底の病変は，水虫（白癬菌）による水疱性病変のこともあり，水虫検査をしたり，あるいは抗真菌薬をしばらく試してみるのも一案です．

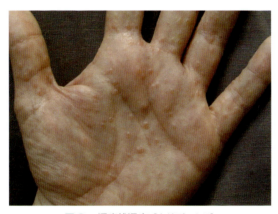

図6　汗疱状湿疹［文献7）より］

極論3　全身の発疹の多くは経過観察

1 蕁麻疹 [urticaria]

　誰でも一度は経験したことがあるのではないでしょうか？　かゆく少し盛り上がった，あたかも蚊にさされたような病変が次から次に現れ，掻けば掻くほどたくさん出てくる皮膚の急性病変です．食べ物や薬剤への1型アレルギーを原因とするもの，何らかのウイルス感染に続いて出現するものなど，理由が推測できる場合もありますが，実は原因不明の**蕁麻疹**が大半を占めます．治療は，ヒスタミンH_1受容体遮断薬（H_1ブロッカー）の内服で行います．胃薬であるヒスタミンH_2受容体遮断薬（H_2ブロッカー）も併用すると効果が高いといわれています．さらに，頑固な場合は副腎皮質ホルモンを投与することもあります．**蕁麻疹の原因究明の検査は，特にしないのが普通です．なぜならば，第一に原因不明であることがほとんどであること．第二に治療法は原因いかんにかかわらず同じだからです**．蕁麻疹の勢いが6週間以上続くと，慢性蕁麻疹と呼ばれるようになります．それでも治療は淡々と慢性的に抗ヒスタミン薬（H_1ブロッカー）の内服を続けるしかありません．ホジキン病［Hodgkin's disease］にともなう蕁麻疹など，特殊なケースもありうるのですが，総合診療現場ではめったにないことです．**アレルギー専門家に意見を求めるのは，6週間続いた後**ということでよいでしょう．

2 ジベルばら色粃糠疹 [pityriasis rosea]

「何だ,こんな変な名前の皮膚の病気?」と思う方も多いでしょう.ところが,この病気,すごく頻繁に出会う皮疹なんです.1〜3週間という経過で,徐々に1〜2 cm サイズの楕円形の薄いピンクの皮疹が腹部,前胸部,背部を中心に四肢の近位まで,たくさん出現します.かゆみはあっても弱く,皮疹の中央では皮膚が少しだけ薄く剥けています.楕円は皮膚線の方向に向いているため,腹部や背部にあたかもクリスマスツリーの枝葉が斜め上方にいくつも伸びていくようだと形容されます.たくさん皮疹が出現する数日前に,サイズが大きい楕円の皮疹が1つ出現することがよくあり,これをヘラルドパッチ(初発疹)といいます.これが1つしかない初期には,体幹白癬(リングワーム)の周堤が輪になる様相と似ているために,これと間違えられることがあります.しかし,1週間もすればたくさんの小さめの病変が出現してくるので,**ジベルばら色粃糠疹**であると簡単に診断に至るはずです(図7).原因は何らかのウイルス感染ではないかといわれていて,**自然に1〜3カ月で消滅していくので,特に治療は必要ではありません**.かゆみが強ければ,中等度のステロイドを適宜塗るという手もあります.なお,**梅毒の2期疹も似たような様相を呈するので鑑別診断として重要です**.念のため RPR [rapid plasma reagin test,プラスマレアギン迅速テスト] を血液検査として提出し,除外しておくと安心です.

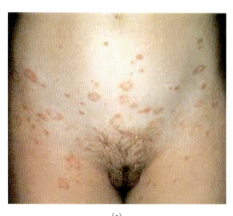 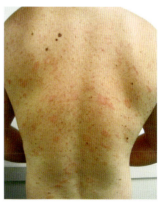

(a) (b)

図7 ジベルばら色粃糠疹 [a:文献8),b:文献9) より]

3 薬疹［drug eruption］vs ウイルス性発疹［viral exanthem］

　おびただしい数の発赤性の皮疹が全身に急に現れると，患者さんも医師も驚いて身構えるものです．はしか（麻疹）様発疹［morbilliform rash］，全身性発疹［exanthem］，全身性斑状丘疹［generalized maculopapular rash］と表現される全身性の発疹が不気味なくらいたくさん出たりします．主な原因は，**薬疹，ウイルス性発疹**です．ここでちょっと考えてみてください．**薬疹であれば薬剤を中止することが治療のメインですし，ウイルス性発疹は軽快するのをただ待つだけです．**1～2週間のうちに自然によくなり治療は不要です．つまり，ギョッと驚かされる症状のわりには，何もしないのです．

　かゆみがあったり，全身が真っ赤になるくらいひどいと，かゆみ止め目的で抗ヒスタミン薬や強めの局所ステロイドを1週間ぐらい積極的に使用するオプションもあります．1日40～60 mgのプレドニゾン［prednisone］を内服するのも一案ですが，そこまではあまりしないのが適切でしょう．

　あまり遭遇しない疾患としては，梅毒感染の2期疹，溶連菌感染を原因とする猩紅熱，マイコプラズマなどの感染症があり，そんな疾患が頭をよぎった時は「性感染症のリスクはないですよね？　喉がひどく痛いとか，かぜの症状はないですよね？」と簡単に問診しておくことが肝要です．全身性エリテマトーデス［systemic lupus erythematosus；SLE］や皮膚筋炎などの膠原病では，皮疹に加えて関節炎など随伴する症状の訴えをとらえ，その可能性を考えます．

　このように，数は少ないがキラッと光る症例をピックアップできるか否かが，名医か否かの分かれめになるでしょう．患者さんの訴えに耳を傾け，しっかり考える普通の姿勢で診療していても，時にこれらの病気を見逃すことはあります．しかし，これはやむをえないことであり，時間を追って別の症状が出現した際に診断に至ることになるでしょう．

4 疥癬 [scabies]

　ほかの普通の虫さされとは皮疹の分布が異なり，いつの間にか徐々に始まり，2 カ月ぐらいかけて全身へ広がっていく経過をとります．全身に皮疹が認められるので，その鑑別の 1 つとして取り上げることにしました．丘疹が，指間の水かきの部分，手首，肘や膝の外側（伸展側），腋の下，陰部，ウエストラインなどに分布し，夜間の強いかゆみをともないます（図 8）．疥癬虫（ヒゼンダニ）というダニが皮膚の下に寄生し，卵を産んで皮膚の中で増えていくことによります．目を近づけてよく観察すると，疥癬トンネルと呼ばれる表皮内の疥癬虫（ヒゼンダニ）が通った線状の 5 〜 10 mm の長さのトンネルが見つかることがあります．ここにインクをたらすと，そのトンネルが染まります．ステロイド外用薬を使ってもよくならず，自分の近くに同じ症状の人がいて，その人からうつされたと感じる場合は疑いが高まります．治療法は，疥癬虫（ヒゼンダニ）を殺すクロタミトン [crotamiton] という外用薬を全身にまんべんなく塗布します．糞線虫症の治療に使われるイベルメクチン [ivermectin] の経口薬は，この**疥癬**や**シラミ症 [lice infestation]** の治療にも効果があります．

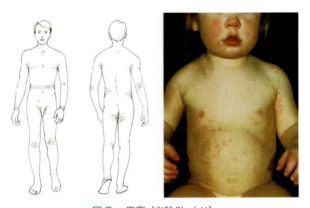

図 8　疥癬［文献 2）より］

| 極論 4 | 知っておくと便利な皮膚疾患の宝石箱 まず 10 の疾患からマスターする |

　疣贅（ウイルス性いぼ）や魚の目（鶏眼）など，皮膚科で扱うさまざまな疾患の中で，これを知っておくと本当に便利という皮膚科のワザを集めてみます．「先生は何でも診療できるのですね！」と尊敬のまなざしを獲得できるでしょう！ここでは 10 疾患だけを紹介しますが，この 10 疾患だけをしっかり知っておけば，皮疹を主訴とする患者さんのかなりの症例を診察できるようになるでしょう．

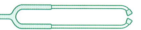

1 はげ（脱毛）

　「髪の毛がどんどん抜けるんですけれども……」「丸いはげができました」などと，髪が抜けることを主訴とする受診は少なくありません．
　まず，丸いはげとは，すなわち局所的に毛髪が抜ける**円形脱毛症［alopecia areata］**です．脱毛の部分では，毛根に対する自己免疫の炎症が発生して毛髪が抜けます．実は，円形脱毛症の多くが自然に治癒します．約半数が 1 年以内に治るといわれています．小さなものほど自然治癒の確率が高まります．その一方で，慢性的に再発を繰り返すことも多く，10％は進行して完全なツルッパゲになります．

　当たり前のことですが，患者さんは何かをしてもらいたくて受診するのですから，少しでも治癒を促進させる方法を提示してあげましょう．円形脱毛の部分にステロイドの皮下注射（トリアムシノロン 5 mg/mL を 0.1 mL ずつ 1 cm 間隔で皮下の浅い部位に毎月注射）をしてあげると，毛根への自己免疫が抑制されて，毛髪が生えてくるのを手助けします．効果は，4 カ月後に 3 分の 2 が治癒するというデータがあります[10]．強いステロイド外用薬の塗布だけでもそれなりの効果があり，試す価値があります．
　次に，髪の毛が広範囲に抜けていく疾患です．代表格は，中年以後の男性で髪の生え際が前方から後退して，頭頂部が薄くなり，そして最後は土星の

輪のように脇だけが残る，**男性型脱毛症 [androgenic alopecia]** です．プロペシア®（フィナステリド [finasteride]）1 mg/day の内服が治療の定番です．性欲の低下が副作用ですが，気にするほどになる人はほとんどいません．Rogaine®（ミノキシジル [minoxidil]，日本ではリアップ® として販売）を頭皮に塗る治療法は，フィナステリドよりも効果は小さいようです．フィナステリドとミノキシジルの両方を用いるという方法もあります．

　髪の毛が本当にまんべんなく抜ける人の場合，数カ月前に人生を揺るがすほどのストレスとか，大病をして入院するような身体的ストレスとか，女性では出産を経験したりすると，その数カ月後に毛髪全体がどんどん抜けていく休止期脱毛 [telogen effluvium] という現象があります．人間の髪の毛は，若い毛もあれば年寄りの毛もあり，さまざまな年齢の毛が混在しているので，いつもある程度の割合が毛の寿命に達して落ちていきます．これを補うべく，新しい毛が発生して頭の皮膚の髪入口や髪毛口が一定数に保たれています．ところが，強度のストレス下では，一斉に髪の年齢が抜け落ちる数カ月前の状況になる現象が生じます．

　ここをもう少し学問的に説明しましょう．毛の成長は次のように，

成長期 → 退行期 → 休止期 → 自然脱毛

というプロセスを踏むのですが，ストレス下では多くの毛髪が突然に休止期に進んでしまいます．するとストレス後数カ月で，多くの毛髪が寿命に達して同時に自然脱毛の時期を迎えてしまうのです．**急に髪がなくなるので驚きますが，そのうちまた髪が生えてきて元通りになる**ので心配する必要はないと患者さんに説明してあげてください．

2 にきび（尋常性ざ瘡）[acne vulgaris]

　にきびには，いくつもの種類があって，発生のメカニズムも単純ではありません．しかし，あえて単純化すると，**毛嚢の角化・皮脂の増加・ざ瘡（アクネ）菌の増殖・呼応する炎症**の 4 つが主役を演じています．ブツブツと白いだけの白にきびは，角化組織と皮脂が閉じ込められて溜まったもので，ここにざ瘡菌が増殖して炎症が起こると赤く膿をもったにきびになっていきます．

にきびの治療方法

- 白にきびの治療は，角化を抑えるビタミンAの誘導体であるレチノイド［retinoid］などを局所に塗布することが基本です．この手の薬剤は皮膚の反応が強くヒリヒリと赤くなるので，弱い濃度から始めて徐々に強くしていく粘り強い姿勢が必要です．治療開始後1カ月ぐらいは，皮膚がカサカサして患者さんの満足度は高くないのですが，後によくなると期待しながら治療をゆっくり継続します．
- ざ瘡菌の増殖と炎症が加わった赤にきびでは，ざ瘡菌の増殖を抑える抗菌薬（エリスロマイシン［erythromycin］やクリンダマイシン［clindamycin］など）と過酸化ベンゾイル［benzoilperoxide］の塗布を最初に試みます．過酸化ベンゾイルには耐性菌の発生を防ぐ効果があり，数週間の経口抗菌薬（ミノサイクリン［minocycline］など）投与の際に併用することで耐性菌発生を防いでくれます．
- 全身投与の薬剤を長期に使用しなければならないほど重症のにきびは，にきびをたくさん治療している皮膚科医にゆだねるのが適切でしょう．上記の塗り薬の範囲で，これらを工夫しながら，丁寧に気長に治療していくことで多くのにきびは適切に治療できるのですから，総合診療医にもかなり活躍の場があります．

3 口角炎［angular cheilitis］

　昔から「からすのお灸」と表現される**口角炎**は，昔からビタミン不足が原因だといわれてきましたが，**実はその多くがカンジダ感染症です**．したがって，治療は抗真菌薬の塗布を1〜2週間試してみたいものです．一緒に弱いステロイドを塗り，炎症を抑えることもできます．あとは口腔の基本ケアとして，義歯（入れ歯）の手入れ，唇を保湿剤やリップクリームで守る，口周囲の病変をペロペロ舐めない，といったことが大切です．これでうまくいかなければ，黄色ぶどう球菌による細菌感染症の可能性もありますので，これに対しては抗菌薬のムピロシン［mupirocin］を使用しましょう．

4 癜風 [tinea versicolor]

　前胸部，頚部，近位上腕を中心に複数の赤や薄茶色へ変色した斑がたくさんある人を時々見かけます（図9）．熱帯地域では何と全人口の50％がこの疾患をもっていて，北欧の1％と大きな開きがあります．かゆみもないので，見ためを気にしなければ放置している人がほとんどです．日本人でも，注意して観察すれば全人口の数％は**癜風**に罹患している，という印象を私はもっています．

　癜風は実は真菌感染症であり，抗真菌薬で治療可能です．ケトコナゾール，テルビナフィン［terbinafine］などの抗真菌薬の塗布を2週間を目安に続けていれば，治癒します．再発も多いので，症状が抑えられていても，たまには塗り薬を広く塗って再発予防をするのがお勧めです．あまりにも広範囲の病変では抗真菌薬の内服も考慮します．フルコナゾール［fluconazole］300 mg 投与を1週間あけて2回といった治療法があります．

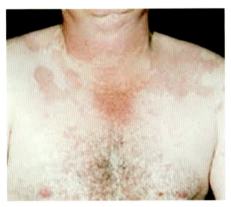

図9　癜風［文献11）より］

5 白癬菌感染（水虫）

白癬菌感染には**リングワーム**[ring worm]というニックネームがあります．数週間かけて徐々に広がる輪っか状の皮疹が典型例です（図10）．もちろん，輪はまん丸である必要はありません．輪っかの外周は小さな丘疹が並ぶようにして微妙に盛り上がるような周堤で形づくられるのが特徴で，特に体幹・脚の付け根の大腿内側など四肢近位の軟らかい皮膚の病変でこの特徴が目立ちます．足趾間の水かき部分や足底にも白癬菌感染は頻繁に起こりますが，皮膚が硬く厚いので周堤は目立ちません．

水虫はあまりにも頻繁に起こるので，足の皮膚炎では白癬菌感染を第一に疑い，判然としなくても試しに**抗真菌薬をしばらく使ってみる**という診療方針も納得がいくものです．治療は局所抗真菌薬の塗布です．皮膚の薄い足趾間の水かき部分では1週間，皮膚が厚い足底では4週間が治療期間の目安です．真菌が爪に発生すると，経口抗真菌薬を手の爪で6週間，足の爪で12週間投与が目安です．**テルビナフィン**[terbinafine] 250 mg/day の投与が成績がよく人気が高い治療法ですが，時として肝障害を生じて血液検査で肝酵素上昇を示す場合がありますので，内服中は1カ月に1回ぐらいの頻度で血液検査をする必要があります．

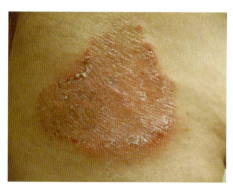

図10　水虫（白癬菌感染）［文献 12）より］

6 疣贅（ウイルス性いぼ）[wart]

ヒトパピローマウイルス［human papillomavirus；HPV］が表皮細胞に感染し，細胞が増殖して生じるのが**疣贅**です（図11）．手のひら（手掌），指，足底，陰部，顔面などさまざまな部位に発生します．単発のものもあれば局所に多数発生するもの，尖形で先に突起がたくさん生えてはけのようになっているものや，平らで背の低い形など，さまざまです．疣贅の組織内には毛細血管がたくさん入り込んでいて，削ってみると赤い斑点状の出血を生じたり，血栓が茶色の細かな多数の点として疣贅の中に観察されます．これが単なる魚の目（鶏眼）との違いです．

疣贅の自然経過は，約3分の2が2年以内に自然治癒するといわれていますが，それほど長い時間を待つのはいやですし，経過中に個数が増えていったり，他人にうつしたりするのを防ぐために，治療するのが普通です．**治療は，HPVに感染している細胞を死滅させて剥ぎ取るのが基本で，よくなされるのが液体窒素やサリチル酸で疣贅組織を凍結したり殺して落とす治療法です．**細胞性免疫応答の賦活剤であるイミキモド［imiquimod］の塗布で，組織を破壊せずに治療するなど，ほかにもいくつかの治療法や薬剤がありますが，基本は前者であると考えてください．

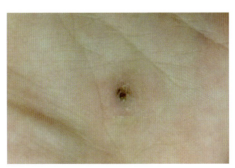

図11　疣贅（いぼ）［文献13）より］
赤い斑点状の出血に着目．

7 伝染性膿痂疹（とびひ）[impetigo]

　成人では多くの症例に出会うわけではありませんが，ブドウ球菌［staphylococcus］，A群β型溶血連鎖球菌の皮膚感染症である**伝染性膿痂疹（とびひ）**を目の前にして，これを見逃すわけにはいきません（図12）．２つのタイプがあり，痂皮性膿痂疹（膿疱から厚い蜂蜜状の黄色いかさぶたができるとびひ）はブドウ球菌またはA群β型溶血連鎖球菌，水疱性膿痂疹（みずぶくれが膿疱になり，破れてびらんになるとびひ）はブドウ球菌を原因とします．徐々に病変が周囲の皮膚にも伝染して広がると同時に，別な部位に飛び火して，その周辺でも病変が広がっていきます．

　細菌培養で原因が確定していれば，その原因菌を退治する治療を選択するのですが，視診で伝染性膿痂疹（とびひ）の診断を下して治療を始める場合は，ブドウ球菌とA群β型溶血連鎖球菌の両方に効く抗菌薬を選択します．具体的にはジクロキサシリン［dicloxacillin］やセファレキシン［cephalexin］を両方とも 250 mg×１日４回投与が代表的治療法です．ブドウ球菌がMRSA［methicillin-resistant *Staphylococcus aureus*，メチシリン耐性黄色ブドウ球菌］であれば，その菌に感受性をもつ抗菌薬を選択し，ST合剤（スルファメトキサゾール［sulfamethoxazole］・トリメトプリム［trimethoprim］合剤），クリンダマイシン，ドキシサイクリン［doxycycline］などを使うことになることが多いでしょう．

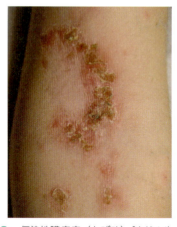

図12　伝染性膿痂疹（とびひ）［文献14）より］

8 単純ヘルペス（単純疱疹）[herpes simplex]

　小水疱病変が唇や陰部などの一部分に限局して出現する典型的な単純ヘルペス病変が，長年にわたり時々出現している状況では，特に検査をせずとも**単純ヘルペス（単純疱疹）**と臨床診断してもよいものです．一方で，**口唇の周りにまんべんなく小水疱が広がることが初めてというケース**では，口紅や食物への接触皮膚炎なども鑑別になり，診断が簡単ではありません．ウイルス培養検査を提出して，診断を確定させたいものです．

　治療薬には抗ヘルペスウイルス薬の局所塗布と内服による全身投与がありますが，後者が圧倒的に大きな効果であり，病変が治癒するまでの時間が平均で2日短くなるというデータ[15]です．局所塗布はよく見積もっても0.7日しか短くなりません．出現前兆を感じたらただちに内服治療を開始すべきで，アシクロビル［aciclovir］400 mg×1日5回を5日間，ファムシクロビル［famciclovir］1,500 mg×1回あるいは750 mg×1日2回を1日だけ内服，バラシクロビル［valaciclovir］2 g×1日2回を1日だけ内服，といった投与方法があります．この方法は，前もって患者さんが薬剤を常にもち歩いていることが前提です．

　あまりにも頻繁に病変を生じる場合は，長期にわたり毎日アシクロビル400 mg×1日2回投与，またはバラシクロビル500mg×1日1回投与を続けると，病変出現頻度が半分になり，夫婦間でのウイルス伝染危険率も半分ほどになるというデータ[16]があります．

9 帯状疱疹 [herpes zoster]

　過去に罹った水痘ウイルスは，完全に駆逐されずに，神経組織を隠れ蓑に使って，ひっそりと長年体内で生き延びています．ただし，人間の免疫が常時パトロールをしているので，外に出てこられません．しかし，長年が経過して，免疫が昔の水疱瘡（水痘）感染を忘れかけた頃，そして病気や過労で免疫機能が低下して隙が生じた際に，ごく少量のウイルスから増殖が始まり神経に沿って皮膚まで出現し，**いわば水疱瘡（水痘）の局所再発を呈する**のが**帯状疱疹**です．なんと，5人に1人が人生で帯状疱疹を味わうといわれるくらい日常茶飯事の疾患です．運悪く三叉神経に発症し，瞳（瞳孔）前面の角膜に病変が生じれば著しい視力低下の合併症を生じることになりますし，

ひどい病変では醜い皮疹の瘢痕を残します．患者約 10 人に 1 人と頻繁に生じる困った合併症は長期にわたる **帯状疱疹後神経痛 [postherpetic neuralgia]** です．長期にわたりガバペンチン [gabapentin] やプレガバリン [pregabalin] リリカ® を内服するはめになる人が高齢者にたくさんいらっしゃいます．

　治療は，アシクロビル 800 mg × 1 日 5 回，ファムシクロビル 500 mg × 1 日 3 回，またはバラシクロビル 1 g × 3 回をそれぞれ 1 週間投与しますが（8 章），**発症から 72 時間以内に開始しないと大きな効果を期待できません**．なぜならば，体内で自然に惹起される免疫力がその頃には優勢になって，抗ウイルス薬の効果が誤差になってしまうからです．ただし，72 時間以降であっても，帯状疱疹後神経痛発症のリスクを下げるため，少しでも発疹の治癒を促進することを期待して投与する，という判断になることが多いのが実情です．

　近年は，弱毒化ウイルスワクチンを高齢者に投与することが多くなってきました．その効果は，帯状疱疹の発症危険度を半分に下げるとまあまあのものです[17]．そして，現在臨床試験中のウイルス糖タンパク抗原を使った新しいタイプのワクチンが，なんと 97％の予防効果を示し注目されています[18]．

10 悪性腫瘍 [malignant tumor]

　皮膚の悪性腫瘍で恐ろしいのは，なんといっても**悪性黒色腫（メラノーマ）**[malignant melanoma]です（図13）．基底細胞がんは転移しないので，これを原因として死ぬことはまずありませんし，皮膚の**扁平上皮がん**[squamous cell carcinoma]は目につくので早期のうちに治療されることが多いので，こちらも治療成績良好です．ところが，**悪性黒色腫は進行すると全身転移から死亡に至る疾患ですから，初期のうちに摘出手術をしたいものです．**悪性黒色腫を疑う場合は，変なほくろ（黒子）に出会ったら，メラノーマのA，B，C，D，Eをチェックしましょう．

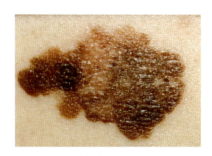

図13　悪性腫瘍［文献19）より］

悪性黒色腫（メラノーマ）のABCDE

- **A**symmetry（ほくろの非対象性）
- **B**order irregularities（ほくろの境界不整）
- **C**olor variation（ほくろの色の多彩性）
- **D**iameter greater than 6 mm（ほくろの直径が6 mm以上）
- **E**nlargement or evolution of color change, shape, or symptoms（大きさ，色調，形状の増大や変化）

これらのいずれかが認められれば皮膚科医に紹介し，精密検査を依頼しましょう．メラノーマは初期のうちは静かで，数年から10年はほとんど進展しない経過をとるのが典型例です．そしてある時期に比較的急激に深さ方向の進展を見せ，急に転移して全身に広がりやすくなります．静かなうち，もしくは急激に進展する時期では早急にこれをとらえて治療を開始しましょう．

皮膚疾患でエキスパートに負けないポイント

1　皮疹をよく観察し病歴とともに真剣に診断する努力の初期を乗り越えれば，楽しい直観力があなたのものに
2　皮疹の観察では分布が大切
3　全身性の皮疹も恐れずに観察し続ければ診療に自信が湧いてくる
4　よくある少数の皮疹をマスターすれば，ほとんどの患者さんを診ることができるようになる

●文献
1) Dermnet：Skin Disease Atlas（www.dermnet.com）．
2) Habif: Clinical dermatology. 3rd ed. Elsevier, 2004.
3) https://commons.wikimedia.org/wiki/File:Lichen_Simplex_Chronicus_(Vidal)_Schienbein.JPG?uselang=ja
4) Ghodsi SZ, Abbas Z, Abedeni R: Efficacy of oral itraconazole in the treatment and relapse prevention of moderate to severe seborrheic dermatitis：a randomized, placebocontrolled trial. Am J Clin Dermatol 16: 431–7, 2015.
5) Habif: Clinical dermatology. 5th ed. Elsevier, 2009.
6) https://commons.wikimedia.org/wiki/File:Seborrhoeic_dermatitis_head.jpg?uselang=ja
7) https://commons.wikimedia.org/wiki/File:Dyshidrosis.JPG?uselang=ja
8) Dermnet（http://www.dermnet.com/images/Pityriasis-Rosea/picture/5842）．
9) https://commons.wikimedia.org/wiki/File%3APityriasisrosa.png
10) Kubeyinje EP: Intralesional triamcinolone acetonide in alopecia areata amongst 62 Saudi Arabs. East Afr Med J 71: 674–5, 1994.
11) Habif: Clinical dermatology. 4th ed. Elsevier, 2004.
12) http://escholarship.org/uc/item/70d74631
13) http://www.tanpopokodomo-clinic.com/cgi-bin/case/siteup.cgi?category=2&page=4
（協力：たんぽぽこどもクリニック石川功治医師）

14) https://commons.wikimedia.org/wiki/File:Impetigo_elbow.jpg?uselang=ja
15) Spruance SL, Rea TL, Thoming C, et al: Penciclovir cream for the treatment of herpes simplex labialis. A randomized, multicenter, double-blind, placebo-controlled trial. Topical Penciclovir Collaborative Study Group. JAMA 277: 1374-9, 1997.
16) Corey L, Wald A, Patel R, et al; Valacyclovir HSV Transmission Study Group: Once-daily valacyclovir to reduce the risk of transmission of genital herpes. N Engl J Med 350: 11-20, 2004.
17) Tseng HF, Smith N, Harpaz R, et al: Herpes zoster vaccine in older adults and the risk of subsequent herpes zoster disease. JAMA 305: 160-6, 2011.
18) Lal H, Cunningham AL, Godeaux O, et al; ZOE-50 Study Group: Efficacy of an adjuvanted herpes zoster subunit vaccine in older adults. N Engl J Med 372: 2087-96, 2015.
19) https://commons.wikimedia.org/wiki/File:Melanoma.jpg?uselang=ja

Dr. 桑間の寺子屋「総合診療」
皮膚膿瘍の切開

　毛嚢に細菌が感染したり，粉瘤腫［atheroma］（新陳代謝によって表皮から剥がれ落ちる垢などの老廃物が，皮膚内部に溜まることによってできる良性の囊胞性病変．表皮囊胞［epidermal cyst］とも呼ばれる）が感染して，皮膚が赤く腫れる状況がひどくなると皮膚膿瘍を生じます（図1）[1]．

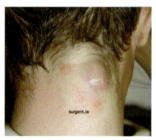

図1　粉瘤腫（表皮囊胞）［文献1）より］

　治療は外科医による切開排膿です．ただ，外科医以外であっても，18Gの針で膿瘍皮膚の中心を針穴が連続するように3～4回刺すだけで小さな切開となり，かなりの排膿を達成する応急処置は簡単にできます．針を刺す部分だけ，表皮に少量のリドカインで局所麻酔をしてあげれば処置の痛みは十分にコントロールできます．こうして膿を外に出すだけで，痛みが急激に改善するので患者さんは大変助かります．

　チアノーゼを呈するタイプの先天性心疾患・感染性心内膜炎の既往・人工弁の患者さんなどでは心内膜炎の予防のために切開処置1時間前に抗菌薬を投与することが勧められています．昔は，大動脈弁狭窄や閉鎖不全，僧房弁狭窄や閉鎖不全などのさまざまな弁膜症の患者さんにも投与する慣習でしたが今のガイドラインでは不要とされています．抗菌薬はクリンダマイシン 600 mg を処置1時間前に1回投与がその1例です．

●文献
1) https://www.google.com/search?q=sebaceous+cyst+infection&biw=1200&bih=818&source=lnms&tbm=isch&sa=X&ved=0ahUKEwi9nd2rwLPKAhXDzz4KHSAUAtAQ_AUIBigB#imgrc=p2ucYSj2xBHW7M%3A

7 呼 吸 器
[Pulmonary Medicine]

- 極論1　肺炎はキホン「原因不明」
- 極論2　喘息は吸入ステロイドを上手く使う
- 極論3　長期の咳の標的は
　　　　タバコ・逆流性食道炎・喘息・後鼻漏・百日咳
- 極論4　肺がん検診の効果は微妙，とにかく禁煙

極論1　肺炎はキホン「原因不明」

　"肺炎"という言葉は，誰もが口にしたことのある馴染み深い病名です．「かぜをこじらせて肺炎になったんです」「手術のあとで肺炎を合併して入院が長引いたのだそうです」などと，井戸端会議ですら頻繁に登場するほどの疾患なのですが，驚くことに，その実態はあまり解き明かされていません．「かぜのほとんどがウイルス感染なので抗菌薬は使わないのが正解だけれども，肺炎では細菌性が多いので抗菌薬の速やかな投与をしなければならない」などと，筆者も何度も聞かされました．しかし，肺炎の原因になっている病原体を突き止めるのは思ったよりも難しく，かなり多くの検査を行っても，原因微生物を特定できないことが多いのです．

　痰を顕微鏡で観察して細菌を見つけることが，昔から行われている検査方法でした．肺の深い部分から喀出される痰，すなわち肺炎の病巣である肺胞レベルの末梢から出てくる痰を採取して顕微鏡で観察します．すると，グラム陽性双球菌［gram-positive diplococcus］が観察されることが多く，これが肺炎球菌［Streptococcus pneumoniae］です．検査に適した痰は，膿である白血球をたくさん含み，

のど付近にある扁平上皮細胞をあまり含まないものです．逆に扁平上皮細胞が多い痰は，肺の中からのものではなく，のど付近の分泌液を吐き出しただけの常在菌をたくさん含むものであって，肺の疾患を示すものではありません．例えば，顕微鏡の低倍率視野に 10 個以上の扁平上皮細胞があるような痰の検体は，意味がないと検査室で判断されて捨てられてしまうくらいです．その一方で，白血球に満ちた視野に肺炎球菌が散りばめられている様子を観察できれば，**肺炎球菌性肺炎 [pneumococcal pneumonia]** の診断が得られます．

　肺炎球菌 [*Streptococcus pneumoniae*]，ブドウ球菌 [staphylococcus]，クレブシエラ [klebsiella]，インフルエンザ桿菌 [*Haemophilus influenzae*]，緑膿菌 [*Pseudomonas aeruginosa*]，マイコプラズマ [mycoplasma]，肺炎クラミジア [*Chlamydia pneumoniae* または *Chlamydophila pneumoniae*]，レジオネラ [legionella]，モラキセラ・カタラリス [*Moraxella catarrhalis*] など，原因菌は数多く存在します．しかし，その頻度を考える時，顕微鏡下に観察されることが診断の基本であった時代の考え方の影響は今も続き，「肺炎の原因は細菌のことが多く，なかでも肺炎球菌が最も多い」と語られ続けてきました．ここ最近，ウイルスの知見が蓄積し，ポリメラーゼ連鎖反応 [polymerase chain reaction；PCR] など検査方法が飛躍的進歩をとげる時代になり，肺炎もウイルスが原因であることがむしろ多いことがだんだん明らかにされつつあります．特に小児では，呼吸器合胞体ウイルス [respiratory syncytial virus；RSV，RS ウイルス] とライノウイルス [rhinovirus] で肺炎の半数を占めるほどです．

　市中肺炎 [community-acquired pneumonia] で入院した 2,000 名以上の患者さんに，血液培養（血液中から細菌が検出されれば原因菌であることが確実），尿抗原検査（肺炎球菌，レジオネラの診断に有用な検査），PCR（多種のウイルス，マイコプラズマ，肺炎クラミジアを診断可能）をほぼ全員に行ったデータ[1]を次に紹介します．半数近くの症例には，痰の検査や，血中の抗体価の検査もなされました．

> **市中肺炎の原因**
>
> - 原因が判明したのは，ウイルス23％，細菌11％，両方の感染3％で，合計してもたったの38％でした
> - 内訳を多いものから列挙すると，ライノウイルス9％，インフルエンザウイルス6％，肺炎球菌5％，ヒトメタニューモウイルス4％，RSウイルス3％となります

「肺炎は細菌性が多く，その中でも肺炎球菌が多い」と語られていた頃とはずいぶんが変わりました．したがいまして，現在広く使われている細菌性肺炎を念頭に置いたさまざまな市中肺炎の治療ガイドラインの内容は，

**原因が判明するごく一部の肺炎の知見に基づくものであり，
今後に改善の余地をかなり残したもの**

ととらえるべきでしょう．

　不完全であることを十分に承知のうえで，ガイドラインを眺めてみましょう．まずは，重症度の判別をして外来治療か入院治療かを決定します．これには，**CRB65** あるいは **CURB65** とニックネームされる判断基準を用います．

CRB65/CURB65

C（Confusion）：朦朧として考えがまとまらない状況
R（Respiration）：呼吸数が1分間で30回以上
B（Blood pressure）：血圧が収縮期血圧＜90 mmHgまたは拡張期血圧＜60 mmHg
65：65歳以上のお年寄り
U（BUN）：＞19 mg/dL も<u>血液検査ができる状況であれば加味</u>

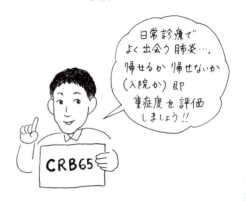

以上の5つの条件で，1つまでは**外来治療**で2つあれば**入院**という目安で対応します．1つ以下で軽度の肺炎と診断されれば，外来で次のような抗菌薬を投与します．英国胸部疾患学会［British Thoracic Society；BTS］[2]は

BTSのガイドライン

- 軽度の市中肺炎の外来治療に，アモキシシリン 500 mg × 1日3回を5日間投与することを基本としています
- ペニシリンアレルギーなどの状況に応じてクラリスロマイシン 500 mg × 1日2回か，ドキシサイクリン（初回のみ 200 mg × 1回，以降 100 mg × 1日1回）を代わりに選択します
- マイコプラズマ肺炎［mycoplasma pneumonia］などの非定型肺炎をカバーしないのですが，アモキシシリン単剤が第一選択です

一方で米国胸部疾患学会［American Thoracic Society；ATS］と米国感染症疾患学会［Infectious Diseases Society of America；IDSA］のガイドラインでは，

ATSとIDSAのガイドライン

- アジスロマイシンを初日のみ500 mg×1日1回で2～5日目には250 mg×1日1回，あるいはクラリスロマイシンを500 mg×1日2回，ドキシサイクリンを100 mg×1日2回のいずれかの単剤投与を解熱後3日目まで続けます
- 肺気腫や慢性気管支炎といった余病がある場合は，レボフロキサシン750 mg×1日1回，モキシフロキサシン400 mg×1日1回などのキノロン系薬を選択します
- 上記のマクロライド系薬に，高用量のオーグメンチン®やセファロスポリン系薬を併用するオプションもあります

このような余病がある場合は大事をとって入院治療をするのが現実的です．

> **コラム1** 医師の勘(アート)：肺炎を見つける条件は「のど痛なし & 鼻水なし」

診療経験を積むにつれて，患者さんを目の前にして問診を少しするだけで，神のお告げのように診断の答えがひらめく医師の勘が育ってくるものです．

> 目の前の人の顔を見るだけで，相手が男性か女性かを瞬時に誰もが言い当てることができます．男も女も目は2つ，鼻の穴は2つ，口は1つと大差はありません．それなのに，よく見ればたとえ剃ってあってもヒゲがちょっと見えたり，骨格がごつかったり，筋肉質だったりと，微妙な違いを瞬時に感じて目の前の人を男性と簡単に言い当てることができます．これは，長年にわたり目の前の人の性別を結構強い関心をもって一生懸命観察するトレーニングを誰もが積んだ成果なのです．

同様に，医師として真剣に診断を下す努力を1人1人の患者さんに注ぎ込み続けると，鋭い医師の勘を養うことができるのです．

かぜの患者さんであふれる日常診療の中から，キラッと光る症例を見つけて，「これは肺炎だ」と医師が勘で叫ぶまでの様子をもう少し統計的に分析してみましょう．**尤度比 [likelihood ratio；LR]** という統計学の数字があります（表1）．難しい統計学は忘れて，「尤もらしさ」を表現するLRという数字があるということだけ頭に入れてください．**LRが高ければ高いほど尤もらしさが強いことを意味します**．医師の勘は，この尤もらしさのLRを感覚的に経験で感じ蓄積していくことを意味するのです．

今，目の前に，熱と咳を主訴にする患者さんがいます．話を聞いてみると，**のど痛（咽喉痛）はなく**（LR = 1.8），**鼻水もなく**（LR = 2.2），熱を計ると摂氏38度あり（LR = 2.0），苦しそうに1分間30回の呼吸数で（LR = 2.0），ボーっとしていて（LR = 1.9），聴診するとラ音が肺の一部に聴取（LR = 1.8）されます．医師は「これ肺炎でしょう！！」と叫んで，「胸部X線写真を撮りましょう」と患者さんに話すのです．医師の勘は肺炎のお告げを下したのです．

> **尤度比（LR）**は，1であれば肺炎か否かにはまったく参考にならないニュートラルな情報を意味します．1より大きければ肺炎を疑わせ，0〜1の小数の値では肺炎っぽくない情報ということになります．**LRが2.0の情報は疑いを15%上昇させます．LRが5.0では30%，10.0では45%疑いを強めます．これらの逆数は0〜1の値になりますが，LRが1/2.0 = 0.5，1/5.0 = 0.2，1/10.0 = 0.1と小さくなるほど，それぞれ疑いを15%，30%，45%弱める情報を意味します．**

説明が難しくて眠くなってきましたか？

では，具体例に戻ります．

「**のど痛はなく（LR = 1.8）**」という情報に着目します．本当の下気道の炎症である肺炎は，かぜのような上気道の症状がないのが特徴です．のど痛がないという情報はLRがほぼ2.0くらいですから，肺炎の疑いを15％増やすのです．同様に，「**鼻水もなく（LR = 2.2）**」でさらに15％疑いを増やし，「熱を測ると摂氏38度で(LR = 2.0)」も15％，「苦しそうに1分間30回の呼吸数で（LR = 2.0）」も15％，「ボーっとしていて（LR = 1.9）」も15％，「聴診するとラ音が肺の一部に聴取（LR = 1.8）」も15％で，15％増しが6回も登場したので，15％疑いが6回分加算されて肺炎の可能性が90％増した結果，医師は肺炎だと叫んだのです．

もう1つ．目の前に38歳の胸痛の患者さんがいます．40歳以下（LR = 0.2で心筋梗塞の疑いは30％減），胸痛は限局した痛みで心筋梗塞特有の締めつけられるような胸部全体が漠然と重い胸痛ではなく（非典型的胸痛 LR = 0.2で心筋梗塞の疑いはさらに30％減），心電図をとると正常（LR = 0.2で心筋梗塞の疑いはまた30％減）．こんな患者さんを目前にすると，医師の勘で，「こんなの心筋梗塞じゃないぜ！！」と叫ぶことになりますが，心筋梗塞っぽくない30％減の情報が3つ合わさったから30％×3 = 90％

減となり確信に近い気持ちになったわけです．

以上のように，臨床現場の問診，診察，検査結果で得られる情報にはそれぞれLRが知られていて，このLRを各情報から医師は勘として感じ取り，これらを足したり引いたりしながら，最終的な尤もらしさを勘で導き判断する作業を医師はいつも繰り返しているのです．これを何度も長年し続ければ，目の前の人の性別を当てることができるのと同じに，医師の勘でお告げを出せる医師に成長していけるのです．詳しくは，「Evidence-Based Physical Diagnosis, Steven McGee」をご参照ください．たくさんの臨床所見のLRが紹介されています．みなさん，真剣な患者観察で医師の勘をみがき続けましょう．

表1　尤度比

尤度比（LR）	病気疑いの増減
10	+ 45%
5	+ 30%
2	+ 15%
1	0%
0.5（= 1/2）	− 15%
0.2（= 1/5）	− 30%
0.1（= 1/10）	− 45%

極論2　喘息は吸入ステロイドを上手（うま）く使う

喘息は，気管支のパイプが狭くなって換気がしにくくなる疾患です．

喘息の主な原因

- 気道の過敏性が高まり気管支壁の平滑筋が収縮して狭くなるメカニズム
- 気道の粘膜のアレルギー性炎症で粘膜面がむくんで狭くなるメカニズム

の2つが主な原因といわれています．ちょうど，鼻づまり（鼻閉）と同じような状況が，気管支のあちらこちらで発生していることを思い浮かべてみましょう．息を吸いたくても息が肺の中に入ってこない，そして息を吐き出したくても息が肺から外に出ていかない，そのために呼吸困難に陥る病気です．鼻づまりでは口を開ければ息ができますが，気管支が詰まったのではどうしようもありません．

喘息の程度，すなわち気管の狭さの程度は，患者さんに思いっきり息を吸った状態から最大のスピードで息を吐かせてみて，最初の1秒間にどれだけ息を吐くことができたかを容積で表す **1秒量** [forced expiratory volume in 1 second；FEV_1] や，その容積の肺活量に対する比率で表す **1秒率** [one second forced expiratory volume rate；$FEV_1\%$] を測定して把握するのです．

さて，気管が詰まる病態を呈する疾患には，喘息以外にも肺気腫，慢性気管支炎，汎細気管支炎など，いくつかの病態が教科書に書かれています．しかし正直，筆者も長年診療経験を積みながら，これらを明確に区別して理解することはできずに漫然と診療をしてきました．

> ## 「気管が詰まる」疾患
>
> - 喘息の患者さんは，運動を契機に喘鳴(ぜんめい)が急に発生したり，明け方に症状が悪いパターンを繰り返したり，比較的短期間に症状の増悪と軽快を繰り返す可逆性を感じさせ，治療で完全に症状が軽快し調子のよい時期が長く続いたりします
> - 肺気腫の患者さんは，長年の喫煙歴，樽状胸［barrel chest］といって胸部はいつも吸期のように広がったままの状態で浅い呼吸をし，そして画像診断では肺胞が全体的にびまん性に破壊されていることがとらえられ，頻繁に呼吸困難を訴えます
> - 慢性気管支炎の患者さんは，たくさんの汚い痰を常に出しながら，血中酸素が低いことが多く，チアノーゼのような暗い顔色で，胸部X線所見はあまり目立ちません

これら典型例に出会えば，なるほどと思うこともありますが，典型例でなければ，喘息，肺気腫，慢性気管支炎の要素が混在した，息の苦しい喘鳴をともなった患者さんが眼前にいながら，明確な診断をつけかねます．そこで，

とりあえず気管支拡張薬とステロイド
（程度に応じて吸入 vs 経口），
そして膿性痰がたくさんある場合は
抗菌薬も出して治療しちゃおう

ということになるのが現実です．実は，学問的にも**慢性閉塞性肺疾患**［chronic obstructive pulmonary disease；COPD］の分類は，3つの病態がさまざまな割合で混在した病状ととらえるべきとのことです（図1）．asthma-COPD overlap syndrome［ACOS］といった言葉も登場し，以前はCOPDに使われていた長時間作用性抗コリン薬［long acting muskarinic antagonist；LAMA］であるチオトロピウムが喘息の治療にも使われるようになってきました[3]．各症例に合わせて，医師のさじ加減でいくつかの治療を組み合わせるのは正しいのです．

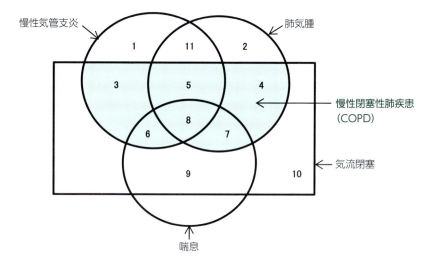

図1 慢性閉塞性肺疾患（COPD）［文献4）より引用改変］

　ここでは，喘息の要素が強い患者さんの治療にしぼって話を進めます．肺気腫や慢性気管支炎の要素が強い患者さんは，呼吸器内科医に紹介して管理してもらうことが適切でしょうから，総合診療医は普通の喘息症例に対処すればよいものと考えます．**喘息の治療はステップを踏みながら，軽い治療から重い治療まで，段階的薬剤投与プランに基づいて段階を経ながら調整していきます．**

具体的には治療をしている状況で,

喘息治療ステップアップの目安となる症状

- 週に1回以上の喘息症状が発生する
- 週に1回以上は気管支拡張薬の吸入を必要とする
- 運動すると息が切れる
- 1秒量(FEV_1)や1秒率($FEV_1\%$)が期待値あるいは自己最高の80％以下であったり20％以上の変動をしている
- 年に1回以上の増悪期間がある

上記のような場合には,治療のランクアップをし,逆にコントロール良好な期間が3〜6カ月続けば,治療のランクダウンを考慮するというものです.これに対して,今まで治療をしていない喘息患者さんが来院された場合は,

---

初診の患者さんの喘息治療ランクの目安

- 症状が週1回未満（軽症間欠型）相当
- 症状が週1回以上毎日未満（軽症持続型）相当
- 症状が毎日ある（中等症持続型）相当
- 治療下でもしばしば増悪（重症持続型）相当

この4つのそれぞれの病状の程度に，段階的薬剤投与プランの治療ステップ1・2・3・4のそれぞれを初期治療としてあてがって治療を開始することを目安とします．すなわち，軽症間欠型には治療ステップ1を開始し，中等症持続型には治療ステップ3を開始するといったように治療を選択します．ガイドラインはあくまでも料理のレシピ本のようなものですから，慣れてくれば医師の診療の勘でさじ加減して判断を下せばよいのです．ガイドラインの表を熟知しなければと肩肘を張る必要はありません．ガイドラインと大きく異なるような我流の治療に陥らないようにさえ注意していれば，まあまあの診療レベルであるといえるでしょう（表2）．

表2 吸入ステロイド薬の段階的薬剤投与プラン〔文献5〕より〕

		治療ステップ1	治療ステップ2	治療ステップ3	治療ステップ4
		吸入ステロイド薬			
		低用量	低〜中用量	中〜高用量	高用量
長期管理薬	基本治療	上記が使用できない場合は以下のいずれかを用いる ・LTRA ・テオフィリン徐放製剤（症状が稀であれば必要なし）	上記で不十分な場合に以下いずれか、1剤を併用 ・LABA（配合剤の使用可）*5) ・LTRA ・テオフィリン徐放製剤	上記に下記のいずれか1剤、あるいは複数を併用 ・LABA（配合剤の使用可）*6 ・LTRA ・テオフィリン徐放製剤 ・LAMA*6	上記に下記の複数を併用 ・LABA（配合剤の使用可） ・LTRA ・テオフィリン徐放製剤 ・LAMA*6 ・抗IgE抗体 *2 *7 ・経口ステロイド薬 *3 *7
	追加治療	LTRA以外の抗アレルギー薬*1	LTRA以外の抗アレルギー薬*1	LTRA以外の抗アレルギー薬*1	LTRA以外の抗アレルギー薬*1
発作治療*4		吸入SABA	吸入SABA*5	吸入SABA*5	吸入SABA

ICS：吸入ステロイド薬 [inhaled corticosteroid]，LABA：長時間作用性β_2刺激薬 [long-acting β_2-agonist]，LAMA：長時間作用性抗コリン薬 [long acting muscarinic antagonist]，LTRA：ロイコトリエン受容体拮抗薬 [leukotriene receptor antagonist]，SABA：短時間作用性β_2刺激薬 [short acting β_2 agonist]

*1：抗アレルギー薬は，メディエーター遊離抑制薬，ヒスタミンH_1拮抗薬，トロンボキサンA_2阻害薬，Th2サイトカイン阻害薬を指す．
*2：通年性吸入抗原に対して陽性かつ血清IgE値が30〜1,500 IU/mLの場合に適応となる．
*3：経口ステロイド薬は短期間の間欠投与を原則とする．短期間の間欠投与でもコントロールが得られない場合は，必要最小量を維持量とする．
*4：軽度の発作までの対応を示し，それ以上の発作についてはガイドラインの「急性増悪（発作）への対応（成人）」の項を参照．
*5：ブデソニド/ホルモテロール配合剤で長期管理を行っている場合には，同剤をと発作治療にも用いることができる．長期管理と発作治療を合わせて1日8吸入までとするが，一時的に1日12吸入まで増量可能である．ただし，1日8吸入を超える場合は速やかに医療機関を受診するよう患者に説明する．
*6：チオトロピウム臭化物水和物のソフトミスト製剤．
*7：LABA, LTRAなどをICSに加えてもコントロール不良の場合に用いる．

極論3 長期の咳の標的はタバコ・逆流性食道炎・喘息・後鼻漏・百日咳

　「咳が続いて止まりません」という症状は，総合診療で最も多い訴えの1つといえます．治療に抵抗して何をしてもうまくいかずに1カ月……，などということもよくあります．長期に続く咳の原因を突き止めて，治療がうまくいけば大変感謝されてやりがいのある診療になります．

　実際には多くの患者さんが，「かぜをひいて咳が出始めると，なかなか改善しない」という経過で受診されます．喘息による咳でも，アンジオテンシン変換酵素阻害薬［angiotensin converting enzyme inhibitor；ACEI］による咳でも，胃食道逆流による咳でも，きっかけはかぜの咳であるということは本当によくあります．咳がなかなか止まらず3週間以上というケースでは，かぜ以外の原因を追究する必要があります．

　そこでかぜ以外の原因を列挙します．長期に続く咳の原因を，体系的に分類することはあまりできません．

長引く咳の原因

1. ACEIの副作用
2. 喫煙の影響
3. 胃食道逆流症
4. 後鼻漏
5. 咳喘息
6. 上気道炎後の咳

　問診を丹念に行いながら疑い深い病気から1つ1つ試行錯誤を繰り返していくことになります．よくあるいくつかの原因のチェックリストは，咳の患者さんの診療で何度も繰り返しながら頭に叩き込んでいくしかないのです．

1 ACEIの副作用を除外

　まず高血圧の薬剤であるアンジオテンシン変換酵素阻害薬［ACEI］を内服していないかのチェックは忘れずに．ACEIを内服すると，5人に1人近くもの人が咳に陥るようです[6]．咳のメカニズムは明確にされていないとのことですが，皮膚の掻痒感を経験する人もいるくらいですから，気管がムズムズして咳を誘発するのです．ムズムズ感が軽度の人は，これに気がつかず，かぜをひいて咳のもう1つの原因が加わることを契機にACEIの咳の副作用が顕在化することもあります．ACEIは，慢性腎障害の進展を防ぐといった動脈硬化予防効果で一番優れているために，高血圧治療薬の第一選択薬の地位を獲得していますが，空咳（乾性咳嗽）で中止を余儀なくされることは欠点です．ACEIを中止すれば1〜2週間以内に咳が治まることが多いのです．

2 喫煙の影響を除外

　喫煙が気管の粘膜に炎症を起こし，これが原因の根底となって咳が続くことはいつも念頭に置く必要があります．これに一時的にかぜなどの炎症が加わることで，頑固な持続性の咳に陥ることがたくさんあります．慢性気管支炎の診断基準（2年以上にわたり，年に3カ月以上の咳と痰）を満たさずとも，慢性気管支炎に近い状況になることや，さらには喫煙で肺がんを発症している可能性も考えなければなりません．喫煙者が持続性の咳で来院した時は，胸部X線写真や胸部CTで大病でないことを確認し，まずは禁煙を勧めることが第一優先です．禁煙を拒絶する患者さんでは，「咳が治ったらまた吸えばよいから」と一時的な禁煙だけでも実現するよう説得を試みます．このような機会に，肺がんががんの死亡原因のトップであること[7]，そして肺がん検診の効果は小さく，CTで毎年検査しても肺がんで死亡する人の約5人に1人しか救命できていない（肺がんの運命はがん細胞の性質の良し悪しが握っていて，早期発見で救える期待値は低い）こと[8]，禁煙すれば汚された肺の細胞も長年かかって徐々に清められ遺伝子の傷でさえ修復されていく期待がもてること[9] などを説明して，患者さんの禁煙の意欲を導き出しましょう．高度な検査機器の医療を提供するよりも禁煙がはるかに大切なのです．

3 胃食道逆流症を除外

　夜遅くまで働いてお腹をすかし，寝る直前にたくさん飲食して就寝するようなライフスタイルを多くの人がとりがちです．胃の中にたくさんの食べ物とアルコールが混ざった内容があったまま寝ると，いわば小さなゲロ（嘔吐物）がたゆみなく胃から食道，そして喉頭や咽頭まで逆流し，これがごく少量気管の中にまで入っては咳払いをしながら寝ているような状況が続きます．患者さん本人はこの小さなゲロを自覚しようもありませんから，咳が続くことだけを主訴として来院することになります．この胃食道逆流症のメカニズムも，一時的にかぜなどの炎症が加わることで顕在化したりします．かぜのあとに咳が続くという状況で受診された患者さんに，ライフスタイルを問うてみると，お酒のみだったり，夜遅くに食事を摂りがちだったり，胸焼けを生じることが多かったり，振り返ればかぜをひく前から咳は頻繁に出ていた，などという問診の結果になることはよくあります．

　治療は，プロトンポンプ阻害薬（オメプラゾール［omeprazole］など）を使用して，逆流内容の酸を下げることに加え，次のような生活習慣の改善が推奨されています．

胃食道逆流症に必要な生活指導

- 酒類を飲みすぎない
- 就寝2～3時間前には食事を終える
- 逆流を引き起こす食べ物（高脂肪食，チョコレートなど）を避ける
- 酸性飲料（コーラ類，赤ワイン，オレンジジュースなど）を飲まない
- 太りすぎの場合は減量する
- ベッドの頭側の支柱の下にブロックを入れるなどして，就寝時に頭側が10 cm程度高くなるようにする
- タバコを止める

胃食道逆流が強くなくても，上部食道から喉頭と咽頭へ逆流を生じる患者さんも咳を発症します．座ったり立ったりの体位でも，息ごらえをしたり，前にかがむなどの姿勢をとった時に，逆流を発症します．随伴症状は，声の嗄れ（嗄声），痰があるような感じがして咳払いを続けるけれども何も出てこないというものです．これを原因とする咳にもプロトンポンプ阻害薬が効きます．

4 後鼻漏を除外

　鼻から喉頭にかけて存在する咳反射をつかさどる神経が，のどの後ろに垂れ込んでいく後鼻漏に刺激され続けると，頑固で持続する咳を発生します．診察で，口を開けて咽頭を観察すると，後面の粘膜が敷石状所見と形容されるゴツゴツ状の変化を示し，垂れてくる鼻汁を認める典型例を経験することが時としてあります．しかし，現実には典型例が多くあるわけではありません．むしろ，患者さんの訴えとして「鼻の奥からのどにねっとりとした鼻がいつもたれていく感じがする」とか，「かぁーーーっ，ぺっ」といった感じに，鼻の奥からのどにかけての粘液を軟口蓋を震わせるように「かぁーーーっ」といってから，集めた粘液を「ぺっ」と吐き出すとのどがすっきりするとか，漠然としたのどの不快感だけを述べられる患者さんも多いと感じます．すなわち，あまり症状も診察所見もないけれども後鼻漏が咳の原因であることも多いのです．そして，アレルギー性，非アレルギー性，血管運動性，副鼻腔炎などさまざまなタイプの上気道の疾患が咳の原因になることが明らかにされるにつれ，後鼻漏という狭い意味の言葉でなく，**上気道性咳症候群**という広い病名を呼称として使用する機運が高まっています[10]．

　治療は，ステロイド鼻スプレーを試してみます．最低でも2週間ほどは根気よく使ってみないと効果が出てこないことを患者さんにしっかり伝えましょう．英語では，"**the nose talk to the lungs**" という表現で，鼻を治せば咳も治ると医師の間で語られ続けてきました．そのほかの薬剤としては，第一世代の眠くなる副作用のある抗ヒスタミン薬も試す価値はあります．新しいタイプの眠くならない抗ヒスタミン薬よりも効果が高いといわれています[10]．

5 咳喘息を除外

　喘息，アレルギー性鼻炎，皮膚炎の3つの疾患は一緒にセットとなって起こりやすく，「アトピー体質」とはその体質を指す言葉です．かぜをひくといつも咳だけ残って長引くという悩みをもつ患者さんの多くが，咳喘息（私のつけるニックネームは"隠れ喘息"）だったりします．「子どもの時に喘息を診断されていたけれども，大人になると喘息は治癒した」という既往歴をもつことも多いですが，実は治癒したのではなく，軽快しただけだったりするのです．立派な喘息は出ずに，かぜのあとだけ軽度の喘息が咳の症状のみとして現れるのです．喘息は，気道の過敏性と気道のアレルギー性炎症の2つを特徴とし，可逆性の気道狭窄と，痰の中に好酸球が検出される炎症の病態でステロイドが著効します．気道の過敏性がない症例では，非喘息性好酸球性気管支炎［nonasthmatic eosinophilic bronchitis］などと呼ばれて，喘息と区別しますが，治療はやはり吸入ステロイドです．ロイコトリエン受容体拮抗薬［leukotriene receptor antagonists；LTRA］のモンテルカスト［montelukast，シングレア®］も，このタイプの咳に効果があります．病歴から喘息が疑われるのであれば，治療をしてみて効果があればよしと考えましょう．治療がうまくいかなければ専門医へ紹介し，気道の過敏性を検査するメタコリン誘発試験などの特別検査をしてもらえばよいでしょう．

6 上気道炎後の咳（百日咳）

　かぜをひいたあとの長引く咳は，普通は2～3週間もすれば徐々に消えていくはずです．ところが，2～3カ月も長引く咳を特徴とする百日咳は難渋します．百日咳の咳は，息をチョット吸い込み始めただけでムズムズして，犬が吠えるようなひどい咳が連続して続き，吐いてしまうこともあるほどです．咳で眠れなくなって疲労困憊するので困るのですが，実はこれが生後2カ月以内の乳児に感染すると死に至ることがあるほど危険で，そのことのほうが社会的には問題視されるくらいです．子どもの時に受けた百日咳の予防注射の効力が大人になって減り，少なからず成人の百日咳のケースは発生しています．この成人の百日咳は，赤ちゃんへの感染源となって大きな脅威です．米国では妊娠27～36週にTdapとして百日咳の予防注射を行い，親の抗体を経胎盤で子に伝えることで，生後数カ月の免疫効果を期待する方策

がとられています．もちろん父親も予防注射を受けて，父親が家庭に百日咳をもち込まないように万全を期す方針です．

　百日咳は，1週間程度の潜伏期の後に，1～2週間のかぜ様症状の時期を迎えます．この時点では，だるさ，鼻水，軽い咳といった症状であり，普通のかぜとは区別がつきません．かぜのような症状の2週間目に咳がひどくなり始め，長期のひどい咳に移行していきます．ところが，後に訪れるひどい咳をいくばくかでも減らすためには，初期にマクロライド系の抗菌薬を投与することが大切です．菌毒素によって気管の繊毛細胞が破壊されてしまった後，強い咳になってから投与したのでは咳の長期化を防ぐことができないのだそうです．気管の繊毛細胞が再生されてくるまでは咳が続いてしまうことになります．仮にかぜ症状の全患者さんに抗菌薬を投与する方針にでもすれば，ごく少数の百日咳ケースの咳を軽減できるのかもしれませんが，抗菌薬乱用のデメリットのほうが上回ります．したがって，実際には症状が2週間程度持続して百日咳を疑う段階になってから抗菌薬を投与することになりますが，排菌を防いで周囲への感染の危険を減らす効果のみをねらうことが主な目的になります．成人の百日咳は抗菌薬を投与せずとも，自然に人間の免疫が退治して結局は長期のひどい咳の後に治癒します．診断できずにいるということは，周囲へ百日咳をばら撒き続けることを防げなかったという汚点を意味するのです．かぜと診断した場合に抗菌薬を投与しないことは正しい対処ですが，仮に2週間たっても咳が悪化し続ける場合は，その時点でマクロライド系の抗菌薬を投与するとことは妥当な診療方針といえます．百日咳の拡散防止に役立つことになります．

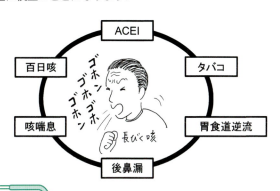

極論4　肺がん検診の効果は微妙，とにかく禁煙

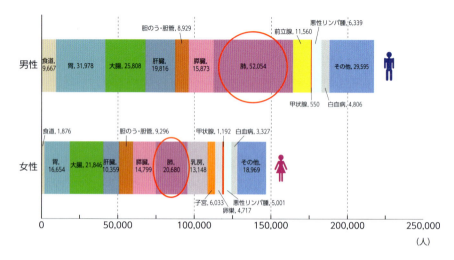

図2　部位別がん死亡率（2013年）［文献7）より引用改変］

　肺がんは日本のがん死亡者数において，男女ともに首位です（図2）．厳密には女性では直腸および結腸のがんを合算して大腸がんとして扱えば，こちらがかろうじて首位になるのですが，肺がんの増加と大腸がん検診の普及でポリープの段階で治療されて大腸がんまで進展しなくなりますから，正真正銘，男女とも肺がんがトップになるのは時間の問題です．10年に1回の頻度で大腸内視鏡検査によるポリープ発見と切除で，大腸がんの4分の3もが予防できるのではないかというデータ[11)]があるのに対し，肺がんはCT検査を毎年行っても死亡率をせいぜい5分の1しか減らすことができないというデータ[8)]ですから，肺がんは厄介です．

　胸部X線撮影による検診が肺結核対策で導入された歴史をもつ日本では，健康診断といえば検査の定番として胸部X線撮影が行われます．肺結核が減少し，胸部X線撮影は肺がん検診として続けられていますが，どうやらその効果はかなり少ないようなのです．検診で発見される肺がんは，もともと静かにゆっくり限局性に進展するタイプの肺がんであり，何年にもわたって緩徐に進行し，転移

もしにくく，ある程度大きく進行しても，手術で根治できる期待がもてるタイプです．このような肺がん症例に出会うと，検診で早期発見したから治すことができたのだと医師は考えてしまうのですが，「本当はしばらく放っておいても結局は治癒していた症例であろう」と考えるのが妥当なようです．

例えば，PLCO［Prostate, Lung, Colorectal and Ovarian］Cancer Screening Trial という研究では，154,901名が毎年の胸部正面X線撮影を4年間受ける群と受けない群にランダム化され13年フォローされましたが，肺がんで死亡したのは検診群で1,213名，対照群で1,230名と，ほぼ同じ死亡率だったのです．検診で見つかり治癒する症例は，もともと治りやすいタイプの肺がんが多くを占めていて，実際は検診のお手柄ではないのに，あたかも検診により救命されたと医療従事者が錯覚させられる統計上のこの錯覚現象は，レングス・タイム・バイアス（length-time bias）と呼ばれていますので，興味のある人は臨床疫学の教科書を開いてみましょう（図3）.

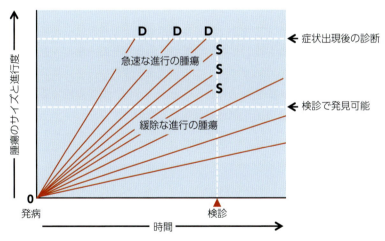

図3　レングス・タイム・バイアス［文献12）より引用改変］

ほかには，生涯喫煙量が30 pack per day year（30パック/年の頻度で毎日吸う）の人々を対象にした，胸部CT検査によるスクリーニングと胸部X線検査によるスクリーニングを比較したランダム化比較試験［National Lung Screening Trial；NLST］（調査対象者数53,454名）のデータ[8)]が，近年発表されました．100,000

person-years（人／年）あたり，胸部 CT 検査の群は 247 人の肺がん死亡数，胸部 X 線検査の群は 309 人の肺がん死亡数であり，肺がんによる相対死亡危険率を 20％減少（247 人 /309 人 = 0.799）させました．すなわち肺がんで死亡する運命にある患者さん 5 人あたり，毎年 CT 検査を受けても，たった 1 人しか救命できないことを意味します．CT 検査ですらこの程度の効果ですから，胸部 X 線写真には効果がないことには合点がいきます．

　すなわち，肺がん対策のためには，喫煙を減らす，大気汚染対策を徹底するなどの，一次予防が圧倒的に重要であることがわかります．肺がん症例の 90％が喫煙を原因とするとさえいわれています[13]．すなわち，この世から喫煙がなくなれば，肺がんの発生は 9 割減ることを意味します．また，動脈硬化などほかの悪影響も含めると，生涯喫煙者は寿命が 10 年短いといわれ，20 歳から吸い始めたとして，30 歳，40 歳，50 歳，60 歳までに禁煙できた場合は，それぞれ 0 年，1 年，4 年，7 年の寿命短縮で済むというデータがあります．禁煙が肺がん対策の最も大切な要素なのです．

　死亡数が最も多い肺がんですが，胸部 X 線撮影による検診には効果がないし，胸部 CT 検査による検診も決して高い効果ではありません．その一方で，禁煙は圧倒的に大きな効果をもつはずです．この事実を喫煙者に伝え，受診者の喫煙習慣を絶つカウンセリングを積極的に行うことのほうが，画像診断で肺がんを早期発見しようという努力よりも圧倒的な意味をもつのです．

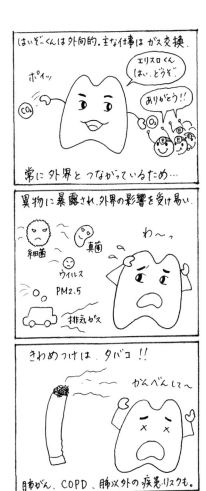

The Organs をいたわろう　その2
はいぞーくんをいたわろう

第7章　呼吸器

呼吸器疾患でエキスパートに負けないポイント

1 「のど痛なし」&「鼻水なし」の咳発熱ケースでは，肺炎を疑え
2 喘息の治療で吸入ステロイドを上手に使おう
3 長期に続く咳の原因のチェックリストを暗唱しよう
4 肺がんから身を守る効果は禁煙＞＞＞検診

●文献

1) Jain S, Self WH, Wunderink RG, et al: Community-acquired pneumonia requiring hospitalization among U.S. adults. N Engl J Med 373: 415, 2015.
2) Lim WS, Baudouin SV, George RC, et al; Pneumonia Guidelines Committee of the BTS Standards of Care Committee: BTS guidelines for the management of community acquired pneumonia in adults: update 2009. Thorax 64: iii S1-55, 2009.
3) Kerstjens HA, Engel M, Dahl R, et al: Tiotropium in asthma poorly controlled with standard combination therapy. N Engl J Med 367: 1198, 2012.
4) Han MK, Dransfield MT, Martinez FJ: Chronic obstructive pulmonary disease: Definition, clinical manifestations, diagnosis, and staging. Interrelationships among asthma, chronic bronchitis, and emphysema. UpToDate (http://www.uptodate.com/contents/chronic-obstructive-pulmonary-disease-definition-clinical-manifestations-diagnosis-and-staging).
5) 日本アレルギー学会喘息ガイドライン専門部会監．喘息予防・管理ガイドライン 2015. 協和企画，東京，p.140, 表7-10. 2015.
6) Israili ZH, Hall WD: Cough and angioneurotic edema associated with angiotensin-converting enzyme inhibitor therapy. A review of the literature and pathophysiology. Ann Intern Med 117: 234-42, 1992.
7) 国立がん研究センター：がん情報サービス．がん登録・統計．最新がん統計 (http://ganjoho.jp/reg_stat/statistics/stat/summary.html).
8) National Lung Screening Trial Research Team, Aberle DR, Adams AM, et al: Reduced lung-cancer mortality with low-dose computed tomographic screening. N Engl J Med 365: 395-409, 2011.
9) Kenfield SA, Stampfer MJ, Rosner BA, et al: Smoking and smoking cessation in relation to mortality in women. JAMA 299: 2037-47, 2008.
10) Pratter MR: Chronic upper airway cough syndrome secondary to rhinosinus diseases (previously referred to as postnasal drip syndrome): ACCP evidence-based clinical practice guidelines. Chest 129: 63S, 2006.
11) Brenner H, Chang-Claude J, Seiler CM, et al: Protection from colorectal cancer after colonoscopy: a population-based, case-control study. Ann Intern Med 154: 22-30, 2011.
12) Fletcher RH, Fletcher SW: Clinical epidemiology: the essentials. 5th ed. Lippincott Williams & Wilkins, Philadelphia; 161, 2012.
13) Alberg AJ, Samet JM: Epidemiology of lung cancer. Chest 123: 21S, 2003.

8 感染症
[Infectious Disease]

- 極論1　かぜ症候群はライノウイルス
- 極論2　複数の症状が存在すればウイルス，1つなら細菌
- 極論3　膀胱炎は3〜5日，腎盂腎炎は7日間で治療
- 極論4　ヘルペスウイルスは抗ウイルス薬を「上手(うま)く」使う

極論1　かぜ症候群はライノウイルス

　「かぜをひいたので抗菌薬を出してください」と受診される患者さんは後を絶ちません．一昔前，第二次世界大戦のあと，衛生環境や国民の栄養状態も悪く，ウイルス性のかぜ症候群をこじらせた細菌性の二次感染症の患者さんで街があふれていた時代がありました．その時代に多く人々が抗菌薬を投与することで劇的に治癒した経験をしたことが影響したのでしょうか，**「抗菌薬が何にでも効く」という誤った観念**が普及しました．その後，医学の知見も深まり，**細菌感染とウイルス感染をより区別できるようになり，抗菌薬が前者にしか効果がない**ことが生物学の常識として広く理解されるようになりました．さらに，抗菌薬はウイルスに効果がないだけでなく，その**副作用の害**も広く認識されるようになってきたのです．

　ところが，患者さんが希望するだけでなく，かぜの患者さんに抗菌薬を無差別に処方する慣習を続けている医師がいまだにたくさんいることは残念なことです．是非とも，科学者である医師として，**抗菌薬を必要とする細菌性感染症の患者さんと，使用すれば有害となるウイルス性感染症の患者さんを区別する努力**を医師の誇りとして続けていただきたいものです．

かぜ症候群の原因ウイルスとして最も頻度の高いのはライノウイルス［rhinovirus］で，これが 30 〜 50％を占めるそうです．ライノウイルスは春や秋といった季節の変わり目に流行ることが多く，寒くなったり暑くなったりする時期にかぜをひきやすい理由は，このウイルスが流行る時期と一致するからだと思われます．多くの人が，「寒いところにいたからかぜをひいた」という理解をしますが，

低い気温そのものが原因なのではありません

ほかには

ライノウイルス［rhinovirus］以外で，かぜ症候群の原因となるウイルス

- コロナウイルス［coronaviruses］
- インフルエンザウイルス［influenza viruses］
- パラインフルエンザウイルス［parainfluenza viruses］
- RS ウイルス［respiratory syncytial viruses］
- アデノウイルス［adenoviruses］

などが，よく知られたかぜ症候群の原因ウイルスです．そして，それぞれに亜系のタイプがたくさんあるために，人間はかぜウイルスに対して完璧な免疫を確保できず，人生で何度もかぜをひき続けるのでしょう．

　かぜ症候群の典型的な症状を述べます．体内にウイルスが侵入してから症状が出現するまでの潜伏期間は 1 〜 3 日で，短めの潜伏期間であることが流行しやすさにつながっています．

かぜ症候群の3徴

- 初期の症状は，のどの痛みです．のどの痛みのみの状況が1～2日続きますが，このごく初期には【極論2】で述べる細菌性咽頭炎との区別が症状のみでは困難です
- のどの痛みが軽減してくると，鼻づまりや鼻汁の鼻症状の時期に移行し，これも1～2日続きます．そして，かぜ症候群の終わりのほうでは，鼻水や痰が少々膿性に変化することが多く，これも自然に薄くなって軽快していきます
- 鼻症状が軽減する発症から4～5日目には，咳のみが残りますが，咳は1～2週間長引くことも多く，長引く咳を主訴で来院する患者さんが大変多いのです

したがって

発症後10日以内の状況では
安易に抗菌薬を使うべきではありません

　発症後，10～14日間以上の症状で，むしろ症状が悪化していくような経過をとる場合に初めて，細菌性感染症の合併症を考慮します．合併症として考慮するものは，

鼻症状だけが特に強く悪化していくような場合は副鼻腔炎を
耳が痛くなるようであれば中耳炎を
咳が悪化して発熱が引かず膿性痰が増加する場合は肺炎を

疑います．このような状況で抗菌薬を状況に応じて試すことは正しい臨床判断と思われます．

かぜ症候群のウイルスの伝播形式の主たるものは手による接触とされています．病気の人がクシャミや鼻汁を机などの表面に撒き散らした後，これに別の人の手が触れ，これを自らの口や鼻に触れることでウイルスが体内に進入します．粘膜面に達したウイルスはほんの 20 〜 30 分で細胞内に進入するようで[1]，「うがいをするとかぜをひかない」の予防効果はよほど頻繁にうがいしない限り効果が高くなさそうです．マスクをすることでかぜを防ぐ効果も科学的にはあまり高くないようで[2]，マスクをしていれば自分の手が口や鼻に触れないことによる間接的な効果はあるかもしれません．バスや飛行機内などの閉鎖空間での空気感染も危険は少ないというデータ[3]があります．結論は，

よく手を洗い，不用意に口や鼻を触らない習慣を
つけることがかぜ予防に一番大切

だということです．

　かぜ症候群の治療は，対症療法になります．発熱や痛みに対しては非ステロイド系抗炎症薬［nonsteroidal anti-inflammatory drug；NSAID］や胃にやさしいアセトアミノフェンを，鼻水鼻づまりに対しては血管収縮薬の内服薬や点鼻薬を，咳に対しては鎮咳薬を使用しながら，身体の免疫がウイルスを退治するのを待ちます．

コラム1　抗菌薬の弊害

　抗菌薬を使うと，なんと半年以上もの期間にわたり，その抗菌薬に耐性である常在細菌が身体に増えた状態になります．アジスロマイシン 500 mg を 1 日 1 回 3 日間，あるいはクラリスロマイシン 500 mg を 1 日 2 回 7 日間投与された患者さんは，投与終了後に咽頭培養検査でそれぞれ 86％と 82％もの人に耐性菌が検出されます．投与前にはそれぞれ 26％と 30％であったのと比較するとかなりの高率です．そこからさらに半年後のデータを示すと，それぞれ 40％と 46％もの患者さんに耐性菌が検出され，元には戻っていませんでした．抗菌薬を使うと，その後半年以上にわたりその抗菌薬が効きにくい状況が作られます．抗菌薬の副作用は下痢や発疹だけではありません．よって，ウイルス感染に対して気軽に抗菌薬を処方するような拙劣な診療は有害といえます[4]．

| 極論2 | 複数の症状が存在すればウイルス，1つなら細菌 |

　まず，かぜ症候群と細菌性感染症を区別するコツから考えます．かぜ症候群は，ウイルスを原因とした，軽度の上気道症状を呈する感染症です．上気道の症状とは，のどの痛み，鼻づまりや鼻水，咳，頭痛，軽度の発熱や疲労感が挙げられます．かぜ症候群の三種の神器である，

のどの痛み・鼻症状・咳の複数が存在すればウイルス感染のかぜ症候群と判断

しましょう．大抵は，のどの痛みが1〜2日で治まりかけた頃に，鼻が出始めて1〜2日，そして最後に咳が始まって少々長引く．かぜ症候群の終わりの頃にあたる1週間程度の後には痰や鼻水もやや黄色味をおび，徐々にこれが薄くなって自然治癒するのが典型的な症状の流れです．治療は対症療法となり，抗菌薬の使用は差し控えます．
　これに対し，

のどの痛み・鼻症状・咳のどれか1つの症状のみである場合には細菌性感染症を疑います

1 のどの痛み

　のどの痛みだけであればA群溶連菌（溶血性連鎖球菌［hemolytic streptococcus］）による咽頭炎を疑い診察を進めます．溶連菌咽頭炎では，咽頭の点状出血や汚い滲出物を認め，頸部リンパ節腫脹がある場合に疑いが高まり，約90％の精度といわれる溶連菌の簡易検査をします．診察所見に自信がなければ，のどの痛みだけを急性に発症した患者さん全員に簡易検査を施行する方針でもよいと思います．なんだかわからずに全員に抗菌薬を処方する

よりも，とにかく検査をしてしまう方針のほうがよっぽどましだと考えられます．簡易検査の結果が10分以内に出るのも大変便利です．検査が陽性で溶連菌感染が判明すれば，第一世代であるペニシリンⅤの経口投与（500 mgを1日2～3回×10日間）を行い，検査が陰性でウイルス感染が濃厚であれば抗菌薬なしで対症療法の方針とします．

2 鼻症状

鼻の症状だけならば副鼻腔炎を疑います．上顎洞・篩骨洞・前頭洞・蝶形洞があり，特に上顎洞は解剖学的に上の歯根のすぐ裏に存在する空間なので，上顎洞炎は歯が痛むような症状になります．そのほかの副鼻腔炎は頭痛を症状とします．診察で，頬や前額を軽く叩いて響くような痛みがないかを探ります．副鼻腔炎では鼻水が副鼻腔に溜まるので，X線写真やCT検査で水面形成の像がとらえられます．ただし，かぜ症候群で鼻水が出る場合もまったく同様の水面形成の像になるので，画像診断でかぜ症候群と細菌性の副鼻腔炎を区別することはできません．かぜ症候群の合併症として発生する細菌性副鼻腔炎はかぜ症候群の発生から10日以後のことが多く，副鼻腔炎の症状や所見があっても1週間以内では原因体はウイルスです．初期の抗菌薬開始は避けたほうがよいといわれています．

1週間以後の時期で細菌性副鼻腔炎の診断が濃厚になれば，第一選択としては

オーグメンチン® を2週間投与

です．3日間たっても症状の軽快がなければ

レボフロキサシン

に切り替えましょう．

3 咳や痰

　咳や痰だけで，のどの痛みも鼻の症状もない場合には，肺炎の可能性が浮上します．特に熱が高く，全身症状が強い場合は疑いが濃厚になります．肺の聴診を入念に行い，**パリパリというラ音を探します．肺胞呼吸音（吸期の音）よりも，気管支呼吸音（呼期の音）が目立つ場所も肺炎の存在を意味します**．とにかく左右を比較し，違う音の部分がないかに細心の注意を払いましょう．また胸部X線写真を撮影し浸潤影があれば診断確定ですが，軽い肺炎は写らないことも多々あります．別な言い方をすれば，感受性が高い検査ではありません．**X線写真で肺炎をとらえることができなくても，入念に聞いた聴診所見や高熱などの強い全身症状があれば，自分の診察の感性を信じて肺炎の診断を下すべきでしょう**．アジスロマイシンやレボフロキサシンが好んで使われる抗菌薬です．投与期間は，解熱3日後まで使用するのが目安です．

コラム2　溶連菌咽頭炎の診断スコア（Centor Score）

　咽頭炎を長年にわたり診療していると，溶連菌咽頭炎を医師の勘である程度は言い当てることができるようになってきます．では，何を根拠に勘の判断をしているのでしょう．それを科学的，数学的に分析した結果，Centor Scoreが提唱されました．

① 発熱
② 扁桃腺の滲出物
③ 圧痛をともなう頸部リンパ節腫脹
④ 咳がないこと

の4つの条件のうちいくつ存在するかのポイントで疑いの程度を判断します．

- 0または1つだけの場合に溶連菌咽頭炎であるのは＜10％
- 2つで約20％
- 3つで約40％
- 4つで約60％

と，ポイントが高くなるにつれて溶連菌咽頭炎の危険が高まります．ポイントが1つ以下の場合には溶連菌咽頭炎ではないと判断して，検査も抗菌薬投与もしないでよいというガイドラインがあります．その一方で，4ポイントだと溶連菌咽頭炎と診断できるわけではありません．なぜならば，EBウイルス［Epstein-Barr virus，エプスタイン・バーウイルス］による伝染性単核球症などもまったく似た診察所見であり，その可能性が残るからなのです．Centor Scoreには溶連菌咽頭炎ではなさそうだと判断する力はあっても，溶連菌咽頭炎であると断定する威力はないのです．

かぜ症候群の3徴

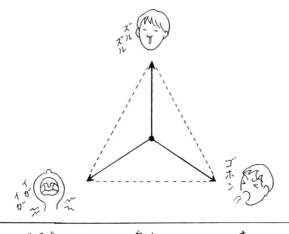

かぜ症候群は基本ウイルス感染 ⇨ 抗菌薬不要. 対症療法

● 一方、どれか1つの症状の時、かぜらしさは低下 ⇨ 鑑別を!!

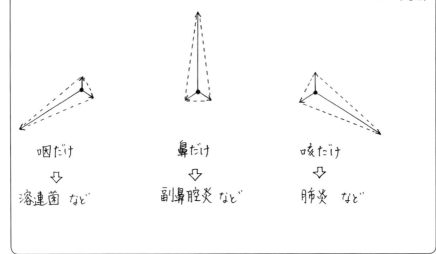

咽だけ	鼻だけ	咳だけ
⇩	⇩	⇩
溶連菌 など	副鼻腔炎 など	肺炎 など

極論3　膀胱炎は3〜5日，腎盂腎炎は7日間で治療

尿路感染症の症状は以下の通りです．

> **尿路感染症の症状**
>
> - 排尿時痛
> - 頻尿
> - 強い尿意
> - 肉眼的血尿

発熱や背中の痛みをともなうようであれば，膀胱の細菌が腎臓まで上昇して腎盂腎炎を起こしていると考えます．膀胱炎では恥骨上部に不快感があるという程度の身体所見しかありません．腎盂腎炎になると，**肋骨脊柱角の圧痛 [costovertebral angle tenderness]** が認められます（図1）．腎臓の裏にあたる背部を，ゲンコツで軽く叩いてみると，強く深い痛みを訴えます．

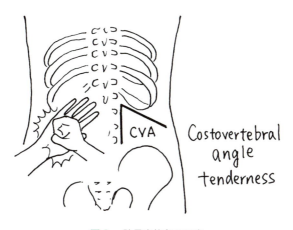

図1　肋骨脊柱角の圧痛

簡易法のテストテープによる尿路感染症検査では，白血球の存在を示す白血球エステラーゼ［leukocyte esterase］，腸内細菌の存在を示す亜硝酸塩［nitrite］，および血尿を検出します．テストテープの**感度**（病気の人の何％が異常値になるか，すなわち病気の人を正常としてしまう間違いが少なければ高い数字になる）と**特異度**（正常の人の何％が正常値になるか，すなわち病気でないのに異常値になるお騒がせ異常値が少なければ高い数字になる）はせいぜい80％程度なので，検査結果は参考程度にとどめ，尿路感染の症状を重んじた判断をしなければなりません．なので，【極論】すれば，

単純な膀胱炎は問診と診察だけで検査せずに治療もあり

なのです．問診では膀胱炎以外の可能性として，膣炎・性感染症の尿道炎・尿路結石・骨盤内炎症といった鑑別診断のリスクや臨床症状がないことを確認します．診察では腎盂腎炎の圧痛がなく，下腹部の腹膜炎症状がないことを確認しておきます．

　エビデンスに基づく最近の尿路感染症ガイドライン[5]によれば，単純な膀胱炎では尿検査や尿培養検査をしなくてもよいといわれ始めています．しかし，単純な膀胱炎と断言しにくい状況，腎盂腎炎が疑われる場合は，念のために正式な尿検査と尿培養検査を提出するのが標準的対応です．腎盂腎炎の場合は抗菌薬投与が7〜14日間と長期に及ぶので，尿検査で尿路感染症を確認し，培養検査で使用している抗菌薬に効果があることを確認できれば安心です．そして，抗菌薬耐性菌の地域での動向を探る貴重なデータになるという社会的意義もあるので，単純な膀胱炎以外では尿培養検査を出すのが適切だと思います．尿検査で白血球がたくさんあるのに，細菌が検出されない場合は，クラミジアなどの性感染症を疑うきっかけにもなります．

　尿路感染症の原因となる細菌は，大腸菌［*Escherichia coli*］をはじめとする腸内細菌科の細菌です．大腸菌が原因として圧倒的に多く8〜9割の症例を占めています．ほとんどが大腸菌なのですから，患者さんが住む地域の大腸菌の抗菌薬耐性データを重視した抗菌薬選択をすることで，高い治療効果を狙います．私の診療する米国は薬剤コストが高く，患者さんの経済的負担を減らすため，安い薬剤を使用するように気を使います．そのためST合剤［sulfamethoxazole・

trimethoprim，スルファメトキサゾール・トリメトプリム］（バクタ® 400 mg/80 mg）2 錠ずつ朝夕内服を 3 日間が，よく選択されます．ただし，地域の耐性菌の割合が 20％以下の地域での選択薬なのであって，20％を超える耐性菌率の地域ではバクタ®の使用を避ける必要が生じます．そして，尿路感染・呼吸器感染・消化器感染とさまざまな細菌感染に強い威力を発揮するニューキノロン系薬が多用された結果，ニューキノロン系薬耐性の大腸菌も徐々に増加しています．将来，ニューキノロン系薬が使いにくい時代がくることが懸念され，安易な使用を避けようという雰囲気が医学界全体に広がり始めました．

　そのほかの尿路感染の起因菌としては，プロテウス［Proteus mirabilis］，肺炎クレブシエラ［Klebsiella pneumoniae］，腐性ブドウ球菌［Staphylococcus saprophyticus］が挙げられます．また時として，病原体とは考えにくい細菌が尿培養検査で検出されることがあります．乳酸桿菌［lactobacillus］，腸球菌（エンテロコッカス）［enterococcus］，B 群連鎖球菌［group B Streptococcus］，コアグラーゼ陰性ブドウ球菌［coagulase-negative Staphylococcus］（腐性ブドウ球菌以外）が検出された際には，これらは病原体ではなく，尿道周囲の細菌が検査時に紛れ込んだものと考えるほうが妥当だといわれています[6]．

　治療に使う抗菌薬は何を使えばよいのかに戻ります．米国での女性の膀胱炎治療ガイドライン[7]の例を紹介します．男性では膀胱炎は少なく特別な対応を必要とします（尿カテーテル感染を除けば，自転車のサドルが当たる部分の奥がズーンと痛み発熱をともなうことが多い前立腺炎に遭遇するほうがむしろ多い印象をもちますし，男性では抗菌薬投与期間が 1 週間以上と長期を要することが異なります）．女性の単純な膀胱炎の治療は，地域の大腸菌が ST 合剤に耐性をもつ割合が 20％以下の場合で，

膀胱炎治療に使う抗菌薬

- スルファアレルギーがない場合は，バクタ® 400 mg/80 mg 2錠を1日2回の合計4錠/day × 3日間投与します
- バクタ®がアレルギーなどで使いにくい場合に，ニトロフラントイン100 mgを1日2回×5日間，あるいはホスミシン®3gを1回投与

という以上3種の抗菌薬を優先的治療法として勧めています．経口投与でも経静脈投与と同じくらい血中濃度が高まり効果が大きいニューキノロン系薬は，耐性菌増加が心配されている折，困った時に大切に使い気軽に使うのを控えるべきトランプのジョーカーのような薬剤ととらえられています（日本人の美徳の倹約精神で無駄な使い方をしない気遣いが期待されるのです）．ですから，腎盂腎炎のような感染症の重篤度が高い場合にのみ使用する努力が望まれます．シプロフロキサシン500 mgを1日2回×7日間，レボフロキサシン750 mgを1日1回×5〜7日間など，ニューキノロン系薬を使った治療の効果は高く，バクタ®，オーグメンチン®，セフェム系薬などを14日間投与する成績よりも優れるというデータ[8]がたくさんあります．

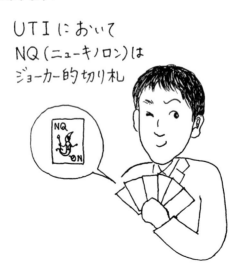

コラム3　プロバイオティクスの効果

　プロバイオティクス（乳酸桿菌，ビオフェルミンなど）を毎日服用するだけで，膀胱炎予防の効果が立派にあることが示されています．膀胱炎は病原性の細菌が陰部に常在している状況で，性交渉などでその細菌が膀胱内へ押しやられることで発症します．一口に大腸菌といってもさまざまな亜種があり，尿道の壁に取り付きやすいものと取り付きにくいもの，膀胱内に入ると炎症を起こしやすいものと起こしにくいもの，といった具合に違いがあります．たまたま常在している細菌の病原性が高い人で尿路感染を頻繁に繰り返すのであれば，病原性のないプロバイオティクス（乳酸桿菌）を毎日内服することで，腸内，陰部，膣の中の細菌がおとなしい細菌に置き換わり，病原性の高い細菌の割合が減って，膀胱炎の発生危険をかなり減らすことができるのです．このプロバイオティクスを毎日続けることで，毎晩バクタ®の抗菌薬を内服し続けるのに匹敵する膀胱炎予防効果が得られることがわかっています[9]．この治療法は，今後どんどん広める価値が高いと考えます．

極論4　ヘルペスウイルスは抗ウイルス薬を「上手（うま）く」使う

■ 単純ヘルペス

　単純ヘルペスは，人類の多くが罹患する重要な感染症です．特に単純ヘルペスⅠ型は，先進国でも多くの人が主として口の粘膜に感染し，いつの間にか抗体を有しているくらいなのです．食器や歯ブラシなどの共有が減るなど衛生環境が改善し，未成年のうちに感染する人の割合は減ってきているようです．とはいえ，3～4人に1人の割合で未成年のうちに感染し抗体が陽性になり，日本では最終的に8割もの人が感染するといわれるほどです．

　身体が弱った際に唇に生じるヘルペスの多くは，いつか感染したウイルスが後に局所再発して発症するメカニズムです．それに対し，単純ヘルペスⅡ型は性器への感染が多く，成人するまでの感染率は5％以下で，中年までに4人に1人ほどの抗体保有率であり，性感染症という側面が強くなります．ただし，単純ヘルペスⅠ型もⅡ型も，ウイルス進入部位によって口唇ヘルペスと性器ヘルペスの両

方を起こす原因になります.

　ヘルペスウイルスにまったく感染したことがない人が，Ⅰ型またはⅡ型のいずれかに初めて感染，すなわち初感染（primary infection）すると，ヘルペスに特有の水疱性局所病変に加え，発熱，頭痛，全身筋肉痛，リンパ腺腫脹，ヘルペスウイルスが血中に検出されて全身をめぐるといった，全身の症状を呈することがよくあります．逆にいつの間にか静かに感染していたということもあり，発症の仕方には大きな個人差があるようです．これは，進入したウイルスの量や，その個人の免疫反応の個人差によるのでしょう．1回罹患すると，ウイルスは少量ながら局所の細胞に潜伏し，体力が落ちた場合などに局所再発をしますが，全身症状は出ません．

　もしも，Ⅰ型またはⅡ型のいずれかに罹患したことのある人が，後にもう1つのタイプに罹患すると，抗体が似ていることから不完全ながら防御メカニズムは働き，**全身症状は発生しない**ようです．衛生環境の改善により，成人するまでにヘルペスウイルスⅠ型に感染する人の割合が減っていることをすでに述べましたが，このことは皮肉にも女性の出産期年齢での性的接触によるヘルペスウイルス初感染の危険を高めることが心配されています．これが遠因となって胎児のヘルペス感染が増えたりしないことを祈ります．まったく抗体がないまま，その年齢に達することがデメリットになりうるわけですから，医学は単純ではありません．

　さて，よくある口唇ヘルペスと性器ヘルペスの対処方法です．普通の局所再発の治療は，症状が現れたらただちに投薬開始することが肝要です．ジリジリ，ビリビリするような感じが水疱性発疹発症の前兆ですが，この段階で速やかに投薬開始です．口唇ヘルペスでは局所の塗り薬もオプションになりますが，**経口の全身投与薬剤のほうが効果が高い**といわれています．経口の投薬と局所ステロイド塗布を併用すると，さらに効果が高いことが示されています．全身症状をともない局所症状も強いことが多い初感染では，局所再発よりも多めの投与量で投与期間も長めが勧められています．また，**年に6回以上も局所再発する症例では，予防的投与を考慮します**．局所再発の頻度を半分以下にし，パートナーへの感染も半減させる目的で，毎日投与を続けます．下記に推奨されている投与量の例を表1にまとめました．これらの投与量は，臨床研究の結果をもとに提唱されているものですが，多少のさじ加減をして多くしたり少なくしたりしても似たような効果が得られるはずです．

表1 口唇ヘルペスと性器ヘルペスに推奨されている投与量［文献7）より］

		口唇ヘルペス	性器ヘルペス
局所再発の治療法	経口薬	アシクロビル［acyclovir］400 mg， 1日5回×5日間	アシクロビル 400 mg， 1日3回×5日間 または 800 mg, 1日3回×2日間
		ファムシクロビル［famciclovir］500 mg， 1日2回×7日間	ファムシクロビル 125 mg， 1日2回×5日間 または 1 g, 毎12時間2回のみ
		バラシクロビル［valacyclovir］2 g， 毎12時間2回のみ	バラシクロビル 1 g， 1日1回×5日間 または 500 mg, 1日2回×3日間
	局所薬	アシクロビル5％クリーム 3時間おき， 1日6回（起きている間）×7日間	
		penciclovir* 1％， 2時間おき（起きている間）4日間	
初感染の治療法	経口薬	アシクロビル 400 mg， 1日3回×7〜10日間 または 200 mg， 1日5回×7〜10日間	アシクロビル 400 mg， 1日3回×7〜10日間
		ファムシクロビル 500 mg， 1日3回×7〜10日間	ファムシクロビル 250 mg， 1日3回7〜10日間
		バラシクロビル 1 g， 1日2回×7〜10日間	バラシクロビル 1 g， 1日2回×7〜10日間
予防的投与の治療法	経口薬	アシクロビル 400 mg， 1日2回をずっと続ける	アシクロビル 400 mg， 1日2回をずっと続ける
			ファムシクロビル 250 mg， 1日2回をずっと続ける
		バラシクロビル 500 mg， 1日1回をずっと続ける	バラシクロビル 1 g， 1日1回をずっと続ける

＊：日本では未承認

コラム4　単純ヘルペスウイルス感染治療の未来

　単純ヘルペスウイルス感染は人類にあまねく広がり，人類にとって克服したい大きな課題です．現在も，たくさんの研究開発がなされています．まず，ヘルペスウイルスワクチンの開発です．現在開発中のワクチンの効果は単純ヘルペスⅠ型の性器感染予防を60％で達成したものの，Ⅱ型にはほとんど効果がありませんでした．その一方で，新たな機序の抗ウイルス薬が開発され臨床治験中です．Pritelivir® という薬剤を継続して内服することで，単純ヘルペスⅡ型のウイルスが局所から放出される時間と性器ヘルペスが発症している時間の合計を，約8分の1に抑える効果が示されています．また，テノホビルという薬剤のゲルを性交前24時間以内と性交後24時間以内の2回膣内投与する方法で，単純ヘルペスⅡ型のウイルス感染の危険を半減させたデータ[10]も出てきました．今までの薬剤だと半減させるために毎日の継続的な内服が必要だったのと比較すると，性交渉の前後だけに投与すればよいことから，患者さんの負担がかなり減ることになります．このような新しい薬剤と旧来の薬剤を組み合わせる治療方法も近い将来検討されるでしょうから，単純ヘルペスの治療法も大きく進展することが期待できます．

帯状疱疹ヘルペス

　一昔前の世代であれば，だれもが子どもの頃に水疱瘡にかかり，免疫を獲得していました．水疱瘡のウイルスは帯状疱疹ウイルスです．子どもの頃にかかってから長年経過し，免疫が徐々に忘れ去られるにつれ，そして高齢になり免疫力が全体的に落ちてくると，神経組織内に静かに隠れていたごく少数の生き残り帯状疱疹ウイルスが，もう一度だけでも花を咲かせてみせようと増殖を始めます．神経沿いに広がり皮膚に現れるのが帯状疱疹です．どうやら，人生のどこかで帯状疱疹を発病する人の割合は3人に1人もいるのではないかといわれるほど，多い疾患なのです．現代は，水疱瘡ワクチンの投与により，水疱瘡にかかる人も少なくなっていますが，自然に水疱瘡にかかるよりはワクチンで作られた免疫は弱いので，帯状疱疹を患う人の数が将来増えるのではないかとも懸念されています．治療法は6章の【極論4】に述べてありますので参照ください．

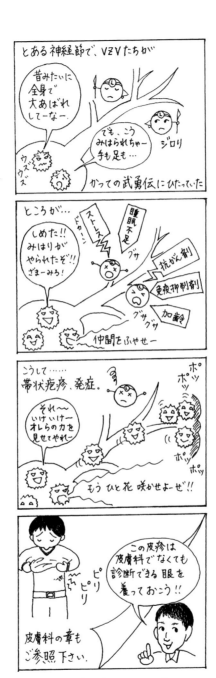

帯状疱疹発生のメカニズム

感染性疾患でエキスパートに負けないポイント

1 10日以内の風邪症候群には抗菌薬は控えるべし
2 のど・鼻・咳の3症状の有無を必ずチェック
3 単純な膀胱炎の抗菌薬投与は3〜5日間
4 単純ヘルペス初感染では発熱・頭痛など全身症状あり

●文献
1) Rhinovirus：an unstoppable cause of the common cold, by lorimccoy, SCQ, The science creative quarterly, August 2004（http://www.scq.ubc.ca/rhinovirus-an-unstoppable-cause-of-the-common-cold/）.
2) Sexton DJ, McClain MT. The common cold in adults：Treatment and prevention, UpToDate（http://www.uptodate.com/contents/the-common-cold-in-adults-treatment-and-prevention?source=related_link#H25）
3) Sexton DJ, McClain MT. The common cold in adults：Diagnosis and clinical features, UpToDate（http://www.uptodate.com/contents/the-common-cold-in-adults-diagnosis-and-clinical-features?source=related_link#H6）.
4) Malhotra-Kumar S, Lammens C, Coenen S, et al: Effect of azithromycin and clarithromycin therapy on pharyngeal carriage of macrolide-resistant streptococci in healthy volunteers：a randomised, double-blind, placebo-controlled study. Lancet 369: 482-90, 2007（http://www.jwatch.org/jw200702270000001/2007/02/27/microbial-resistance-after-exposure-macrolides#sthash.VgdYwmoc.dpuf）.
5) Grigoryan L, Trautner BW, Gupta K. Diagnosis and management of urinary tract infections in the outpatient settings：A review. JAMA 312: 1677-84, 2014.
6) Hooton TM, Gupta K. Acute uncomplicated cystitis and pyelonephritis in women, UpToDate（http://www.uptodate.com/contents/acute-uncomplicated-cystitis-and-pyelonephritis-in-women?source=search_result&search=uti&selectedTitle=2%7E150）.
7) The Sanford Guide To Antimicrobial Therapy 2015. 45th ed. Antimicrobial Therapy, Sperryville; p. 34, 2015.
8) Talan DA, Stamm WE, Hooton TM, et al. Comparison of ciprofloxacin（7 days）and trimethoprim-sulfamethoxazole（14 days）for acute uncomplicated pyelonephritis in women. JAMA 283: 1583-90, 2000.
9) Schwenk TL. *Lactobacilli* vs. TMP/SMX to Prevent Recurrent Urinary Tract Infections. Thomas L. Schwenk, MD reviewing Beerepoot MAJ et al. Arch Intern Med 2012 May 14（http://www.jwatch.org/jw201205220000009/2012/05/22/lactobacilli-vs-tmp-smx-prevent-recurrent#sthash.kAgyiF0T.dpuf）.
10) Abdool Karim SS, Abdool Karim Q, Kharsany AB, et al: Tenofovir gel for the prevention of herpes simplex virus type 2 infection. N Engl J Med 373: 530-9, 2015.

Dr. 桑間の寺子屋「総合診療」
たくさんの種類の予防接種を同時に受けてよい!?

　米国の診療と日本の診療を比較しながら，診療文化の違いを感じることがあります．その1つに予防接種があります．米国の小児が受けなければならない予防接種の数は，日本の定期接種の数より多いのです．日本では任意接種とされる予防注射が，米国では必須とされていることが多いからです．多数の予防接種をなるべく少ない回数の小児科受診でこなすので，1回の受診で4本の予防接種をする，などということが日常茶飯事なのが米国です．左右両方の大腿に2本ずつ3 cm以上の距離を隔てて打てば，乳幼児でも合計4本の予防注射を1回の受診で完了できます．4本も打てば，注射局所の痛みがやや強かったり，予防接種後の発熱の頻度が高かったりはするのですが，大した副作用ととらえるべきものではありません．予防注射後の抗体価や細胞免疫は同等に得られるとのことです．

　何らかの理由で2回の受診に分けて接種する場合の注意点があります．予防接種は生ワクチン（はしか，おたふくかぜ，風疹，水痘など）と不活化ワクチン（肺炎球菌，インフルエンザ桿菌，破傷風菌，ジフテリア菌，百日咳など）に分類されます．生ワクチンを接種した場合は，その後の生ワクチンを1カ月待つのが慣習になっています．生ワクチンを接種した後は，弱毒化されたウイルスと身体が闘うために，免疫系が乱れて，次の生ワクチンの効果に影響を与えるかもしれないという恐れからだそうです．1回でまとめて打てば完了なのに，分割すると1カ月待たなければならず時間がかかることになります．

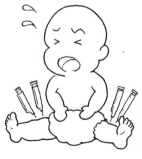

ちょっとかわいそうだけど同時摂取で時間と受診回数を削減

第8章　感染症

9 泌尿器
[Urology]

極論1　顕微鏡的血尿にびびることなかれ！
　　　　尿検査だけで動かない
極論2　「腹圧性尿失禁」vs「切迫性尿失禁」は必ず見分ける
極論3　前立腺肥大は大きさではなく症状で対処
極論4　前立腺がんでもガーンと思うな！

極論1　顕微鏡的血尿にびびることなかれ！尿検査だけで動かない

☐ 顕微鏡的血尿

　健康診断で尿検査がなされ，ごくわずかの顕微鏡的血尿に遭遇することは日常茶飯事です．これらの患者さん全員に，尿路系悪性腫瘍や慢性糸球体腎炎を心配して，検査の大量発注をしては，検査の身体的負荷や合併症のデメリットが大きくなり，むしろ有害です．
　ある研究[1]で数千人の顕微鏡的血尿の患者さんを追跡調査したところ，約2％に膀胱がん，約0.2％に腎がんが見つかりました．その際の膀胱がんの危険因子は

> ### 膀胱がんの危険因子
>
> - 年齢 35 歳以上
> - 喫煙歴(タバコの発がん物質は尿に排泄され,膀胱に存分に塗りつけられる)
> - 男性

などであり,がん症例の多くが危険因子をもっていました[2].すなわち,危険因子のない 35 歳未満の患者さんでは,仮に顕微鏡的血尿を認めてもほとんどが偽陽性,すなわち病気でもないのに異常値である「お騒がせ異常値」なのです.

　仮にごく初期のがんがあってごく微量の顕微鏡的血尿をたまたまとらえたにしても,再検査で血尿陰性だったりすると次の検診まで放置される現状のやり方では,初めの検査をする意味がありません.幸いに,ごく初期のがんの進展速度は遅いことが多く,仮に次の年の健康診断でより重度の血尿がとらえられて精査することになったとしても,十分に治癒することが多く,放置の方針がまかり通っているのです.もう一度書きますが,異常値であっても放置することになるのであれば,初めから検査しないのと同じです.こう考えると,

危険因子のない 35 歳未満の患者さんでは
尿検査そのものを検診項目から外し実施しない

という【極論】は,実は正論でもあるのです.

　ごく初期のがんをどうしても見つけようというのであれば,健康診断で顕微鏡的血尿を認めた全症例に,尿の再検査などせずに膀胱鏡を行う方針にするべきです.そんなことできないよ,と考えるのであれば,尿検査によるがん検診の意味がなくなり,「実施しない」という【極論】が正論になります.また,**尿細胞診検査の感度は,特にごく初期の病変をとらえようという目的のもとでは非常に低く,膀胱鏡検査の代用にはならないことも理解すべきでしょう.**

　それでは,慢性腎炎や糸球体病変をたまたま健康診断でとらえるかもしれないから尿検査の価値がある,という考えはどうでしょうか? 健康診断でたまたま顕微鏡的血尿がとらえられ,詳しく調べてみると赤血球円柱や変形赤血球があり

腎糸球体性出血であることが判明したとします．このような症例でも，タンパク尿がなく，クレアチニン値が正常で，腎性高血圧もないような腎糸球体性出血では，腎生検をせずに，半年に1回ぐらいで尿と血液検査をしながら様子を見ていく方針になることが多いのです．仮に生検をして病理所見が得られても，予後が一般によい IgA ［immunoglobulin A, 免疫グロブリン A］腎症，良性家族性血尿（菲薄基底膜病），正常所見のことが多く，何らかの治療をすることもなく治療方針に影響を与えないのです．同様に，血尿をともなわないタンパク尿の場合も，1日1g以下の症例では腎生検の意義が少なく実施しないのが適切であると考える医師が多い[3]ことも知っておくとよいでしょう．

　健康診断医療を実際に長年にわたり実践してきた経験からも，尿検査を健康診断で実施したお陰で意義のある病気の発見につながったという症例は皆無に近い印象をもちます．治療方法が存在する腎尿路疾患の診断のほとんどが，糖尿病や高血圧の観察中・肉眼的血尿・血圧上昇・むくみの発症・血液検査でたまたま遭遇したクレアチニン値上昇などを契機になされているのであり，健康診断で見つかった顕微鏡的血尿や軽度タンパク尿のお陰で早期治療が開始できて有効であった，ということは非常に少ないのです．**無症状で何らほかに異常のない顕微鏡的血尿，さらには軽度のタンパク尿にびびる必要はないのです．**

肉眼的血尿

　真っ赤な血尿が出て驚き，来院される患者さんは少なくありません．こんな時でも排尿痛・頻尿があり，尿路感染症の診断がつけば一件落着です．また，突然発症で片側の背部痛や鼠径部に放散するような痛みをともなう状況では，十中八九，尿路結石が診断になります．出血する病変が腎盂や尿管にあって，出血の塊が尿管をふさいで急性の痛みを生じる場合など例外はありえますが，痛みのある真っ赤な血尿は，まずは尿路結石と考えて対処してよいものです．この場合痛いのは困りますが，命を失うような病気ではないので，むしろ安心です．

　造影なしのCT検査で尿路結石を確認します．結石の大きさが2mm以下では9割以上，2〜4mmでは8割，4〜6mmでは5割が結局は自然排出するというデータ[4]があります．したがって，4mm以下の症例では，積極的な痛みのコントロールを非ステロイド系抗炎症薬［nonsteroidal anti-inflammatory drug；NSAID］と必要に応じて麻薬性鎮痛薬を加えて行い，結石の排出を促進する効

果をもつα₁受容体遮断薬［alpha-1-adrenergic antagonist，ハルナール®など］を投与します．結石の自然排出は2〜3週間以内に起こることが期待できます．**3週間経っても排出されない症例では，体外衝撃波砕石術［extracorporeal shock-wave lithotripsy；ESWL］や経尿道的尿管砕石［transurethral ureterolithotripsy；TUL］を考慮し，泌尿器科に治療を依頼する**のが適切でしょう．

一方で，まったく痛みをともなわない**肉眼的血尿**［painless gross hematuria］は厄介です．

痛みをともなわない肉眼的血尿の鑑別診断

1. 膀胱がんをはじめとする尿路がんや進行腎がん（たまたま凝血塊が観察されれば腎糸球体より下部からの出血を意味する）
2. 腎糸球体性出血（タンパク尿・赤血球円柱・変形赤血球・クレアチニン値の上昇がヒントになるが，あまり出会わない）
3. ヘモグロビン尿（大量の溶血現象）
4. ミオグロビン尿（大量の筋組織の崩壊）
5. 原因不明（知らぬ間に排出された小さな結石症例は原因不明ととらえられるので，原因不明は結構多い）
6. そのほか

を鑑別診断として考えていくことになります．

しかし実際には，病歴から 2 〜 4 の特殊なものを強く疑うようなことがない限り，1 を疑って

尿路 CT と膀胱鏡を施行するのが王道

といえるでしょう．原因不明の血尿が送られてくる英国の大学病院血尿外来のデータ[5]では，肉眼的血尿の約20％が膀胱がん症例，2％が腎がん症例でした．一般的に，膀胱がん症例の半数以上が，筋層まで達しない low grade［軽度悪性］

症例です．これは放置してもしばらくは進展しない，おとなしいタイプのもので，膀胱鏡下で比較的安易に切除治癒できます．残りは high grade［高度悪性］で，さらにその半数以上が局所再発を繰り返し，その5人に1人程度は筋層まで進展しさらに進行していきます．おしなべて，肉眼的血尿を呈した時点で発見される膀胱がん症例であっても，多くが十分治癒するものであることが理解できます．無症状の危険因子がない35歳未満の患者さんに一生懸命尿検診を勧めないもう1つの理由はここにあるのです．

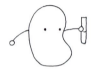
顕微鏡的血尿

肉眼的血尿

極論2　「腹圧性尿失禁」vs「切迫性尿失禁」は必ず見分ける

尿失禁の種類

1. 腹圧性尿失禁
2. 切迫性尿失禁
3. 溢流性尿失禁
4. 機能性尿失禁

1 腹圧性尿失禁 [urinary stress incontinence]

腹圧性尿失禁は，腹圧上昇（咳，クシャミ，笑いなど）の際に思わず少し尿が出てしまい下着を濡らしてしまうタイプのものです．出産を契機に発症することが多く，骨盤底筋群が弱かったり，尿道括約筋を支配する神経が出産でダメージを受けることなどを原因とし，全女性のなんと4割もの人が経験するほど多くの人が悩む病気です．

2 切迫性尿失禁 [urinary urge incontinence]

切迫性尿失禁は，尿意を脳がコントロールして抑える機能が加齢とともに徐々に衰えることを原因とし，トイレに行きたいと感じたら急にどんどん尿意が強まって，我慢できずに一気にたくさん漏らしてしまうタイプのものです．いわば赤ちゃんが尿を我慢することができないのと同じメカニズムで，中枢神経の膀胱コントロール力の低下が原因になります．また，男性の前立腺肥大による尿意増大も切迫性尿失禁の原因になりえます．

3 溢流性尿失禁 [overflow incontinence]

溢流性尿失禁は，高度の前立腺肥大で膀胱が過度に伸展し，尿が少しずつ溢れて漏れ出るタイプです．

4 機能性尿失禁 [functional incontinence]

機能性尿失禁は，認知症などで尿を保持しようとする意欲の低下や身体能力低下によって，ためらいなく排尿してしまうタイプです．

大きく4つのタイプがありますが，**1**と**2**の2つが総合診療で最も多く遭遇するものです．これら2つへの対処方法の基本をチョット知っておくだけで，多くの人にアドバイスをしてあげる有能な総合診療医のワザになります．

1の腹圧性尿失禁に対しては，**骨盤底筋体操 [Kegel exercise]** で尿道のまわりにある外尿道括約筋や骨盤底筋群を強くすることで，かなりの改善が期待できます．

骨盤底筋体操 [Kegel exercise]

1. 肛門と膣周囲を締めるように力を入れ続けること 5 ～ 10 秒
2. そのあと 10 ～ 30 秒お休み
3. そしてまた締めて……，と繰り返すこと 10 回

これを 1 日 3 セット

淡々と数カ月続けていると効果が出てきます．それで駄目なら，泌尿器科での手術療法を考慮します．

2 の切迫性尿失禁に対しては，膀胱の排尿反射を抑える作用のある抗コリン薬（プロピベリン [propiverine] バップフォー®，オキシブチニン [oxybutynin] ポラキス® など）の投与を試みます．そして，尿意がきても別のことをしばらく考えて気を紛らわせ，尿意が去るのを待ちながら徐々に膀胱の容量を増やすことを目指す膀胱訓練も試みます．このように尿失禁の基本を知って患者さんの悩みを理解し初期対応をしてあげるだけでも，患者さんにとっては大きな助けになります．

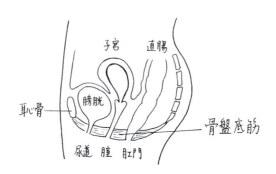

極論3　前立腺肥大は大きさではなく症状で対処

　前立腺は，あまり大きくないのに肥大症状が強い人がいるかと思えば，逆にかなり大きな前立腺でも肥大症状が少ない人もいます．大きければそれだけ肥大症状が強くなる傾向があるのは事実ですが，前立腺肥大の治療方針は症状を参考に決定すべきものです．**大きさそのものはあまり考慮しない姿勢で臨むのが適切です．**

　前立腺肥大の症状を把握するための点数表「**International Prostate Symptom Score**」[6]を紹介します．次のそれぞれの症状について，まったくなし（0点），5回に1回以下（1点），半分以下（2点），半分程度（3点），半分以上（4点），ほとんど（5点）の中から評価します（表1～表3）．

表1　前立腺肥大の症状を把握するための質問表［文献6）より引用改変］

質問1	過去1カ月を振り返り，どれくらいの頻度で排尿終了時点で完全に出し切ったという気持ちを得られませんでしたか？
質問2	過去1カ月を振り返り，どれくらいの頻度で排尿終了後2時間以内に再度排尿したい状況になりましたか？
質問3	過去1カ月を振り返り，どれくらいの頻度で排尿し終わったかと思いきや，また尿が出てくる，ということを数回繰り返しましたか？
質問4	過去1カ月を振り返り，どれくらいの頻度で排尿を我慢できないと感じましたか？
質問5	過去1カ月を振り返り，どれくらいの頻度で尿線が細いと感じましたか？
質問6	過去1カ月を振り返り，どれくらいの頻度で排尿を開始するのに腹圧をかけて力を入れないと排尿が開始できなかったことがありましたか？
質問7	過去1カ月を振り返り，どれくらいの頻度で夜中に排尿のために何回起きなければなりませんでしたか？

以上を以下の表で評価します．

表2　前立腺肥大の症状を把握するための点数表

質問1〜6	点数	質問7
まったくなし	0点	まったく起きず
5回に1回以下	1点	1回
半分以下	2点	2回
半分程度	3点	3回
半分以上	4点	4回
ほとんど	5点	5回

表3　前立腺肥大の症状評価表

0〜7点	軽症
8〜19点	中等症
20〜35点	重症

［表2，表3ともに文献6）より引用改変］

この点数表を覚える必要はまったくありません．質問の1〜7の事項の内容を頭に入れて，思いつくまま前立腺肥大を疑う患者さんにいくつか質問して感触を得ればよいのです．そして，質問表のコピーを患者さんに渡して次回の診療の時にもってきてもらうとよいでしょう．

　治療は各患者さんの症状に合わせた薬剤を推定し，試行錯誤をしながら一番合った薬剤を探っていくことになります．まず試すべき薬剤は**α_1受容体遮断薬 [alpha-1-adrenergic antagonist]** ハルナール®です．この薬剤は，膀胱出口の前立腺平滑筋を弛緩させることで，排尿を楽にさせます．血圧が低下し立ちくらみを生じたり，射精での前立腺平滑筋収縮が抑えられてオルガスムが低下したり，精液量が減少するといった副作用があります．とにかく実際に試してみて，前立腺肥大の症状軽減と副作用出現程度のバランスで，治療を継続するか否かを決めます．最低用量から試し，だめならば増量してみます．次に，尿意が強い膀胱過敏症状が前面に出ている患者さんに試すのが**抗コリン薬 [anticholinergic agent]**（トルテロジン［tolterodine］やオキシブチニン［oxybutynin］）です．α_1受容体遮断薬に付け加える形で処方してみるのも一案です．口渇，便秘，かすみ目症状といった抗コリン作用の副作用とのバランスを考慮しながらの治療になります．そして**抗男性ホルモン薬 [5-alpha-reductase inhibitor]**（フィナステリド［finasteride］やデュタステリド［dutasteride］）は，前立腺組織を数カ月にわたって徐々に減らし小さくすることで効果を発揮しますが，性欲低下，勃起障害などの性機能低下が副作用です．これらの内服薬治療が効果不十分であれば，泌尿器科に外科的治療を依頼することになります．

極論4　前立腺がんでもガーンと思うな！

　前立腺がんの自然史を概観すると，まったく治療せずに長年にわたって放置していても，ほとんどの症例がゆっくりしか進行しないことがわかっています．前立腺がんの検診で腫瘍マーカーとして測定される**前立腺特異抗原［prostate specific antigen；PSA］**の正常値は 4 ng/mL 以下に設定されることが多いのですが，1 ng/mL 以下の最優秀データの人は向こう 10 年は測定せずとも前立腺がんの心配はないといわれるくらい，がんが発生しても進行がゆっくりであるがんなのです．

　ここで PSA による検診で発見された前立腺がん症例を，治療した症例と放置した症例に分けて長年観察した **PIVOT［Prostate Cancer Intervention versus Observation Trial］**という調査の結果[7]を紹介します．前立腺がんの症例は多くが高齢者ですから，10 年も過ぎれば前立腺がんのせいでなくとも別の理由で亡くなる方はたくさんいます．死亡者すべてを含めた表上段のデータでは 10 年後に 50％前後の方が死亡することになりますが，前立腺摘出症例（47.0％）と放置症例（49.9％）で死亡率に大きな差がありません．

　前立腺がんを理由とする死亡率だけに的をしぼった表下段のデータでは，がん発見時 PSA が 10 ng/mL 以下のごく早期症例では，前立腺摘出症例が 5.9％，放置症例が 6.2％で死亡率に差がないのです．がん発見時 PSA が 10 ng/mL 以上のやや進行した症例では，10 年経過した段階で 5.6％対 12.8％と差が少々出てきますが，放置症例でも 12.8％と 10 人に 1 人程度の前立腺がん死亡率しかないことがわかります（表4）．

表4 PIVOTにみる男性における10年後の死亡率［文献7）より引用改変］

	前立腺摘除症例	放置症例	P値
前立腺がん死以外も含めた10年後の死亡率：			
全群	47.0%	49.9%	0.22
PSAレベル≦10 ng/mLの亜群	46.2%	43.6%	0.82
PSAレベル＞10 ng/mLの亜群	48.4%	61.6%	0.02
前立腺がんによる10年後の死亡率：			
全群	5.8%	8.4%	0.09
PSAレベル≦10 ng/mLの亜群	5.9%	6.2%	0.82
PSAレベル＞10 ng/mLの亜群	5.6%	12.8%	0.02

すなわち,

前立腺がんでは治療せずに放置することも立派な方針

です．放置することのメリットは,

前立腺がんを放置することのメリット

- 治療にともなう合併症を味わわずに長年生活できること
- 手術による尿失禁や性機能低下，放射線療法による放射線性直腸炎の合併症を長年味わわずにすむこと

です．**高齢者が合併症とともに生きていくことの困難は大きく，合併症がない放置の方針を選択する意義は大きいといえます．余命が10年程度と推定される高齢の患者さんに早期前立腺がんを検診で発見し治療しようが，発見せずに放置しようが，結局は別の病気で死亡される場合がほとんどで，治療による予後改善の意味もあまり大きくないことを考えるとなおさらです．**

そしてまた，PSAが上昇している患者さんによく行われる前立腺生検は，痛みや尿路感染の合併症が多く，患者さんへの負担が大きな検査です．PSAによ

る検診が盛んになされれば，前立腺生検による多大なる苦痛と合併症が発生することになり困ります．

このような背景から，前立腺がんを一生懸命に早期発見することの意義が疑われ始めています．近年，PSAによる前立腺がん検診はすべきでない，というガイドライン[8]さえも出始めています．いわば，前立腺がんの「知らぬが仏（ほとけ）」を大切にしようということなのです．無理に発見してしまい「ほとけ」を壊さないようにしようというのです．ただし，前立腺がんの検診を完全に無視するのではありません．PSAで検診しないとしても，直腸診で前立腺に腫瘍がないことを確認する程度の検診が適当であろうということなのです．

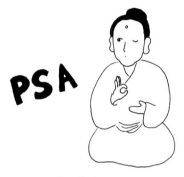

知らぬが ほとけ

さて，どの程度進行した前立腺がんでは積極的に治療する方針にすべきなのかは，患者さんの年齢や希望など，ほかの要因を検討し個別に対処することになります．放置することも立派な選択肢であることを患者さんも理解すれば，前立腺がんという診断に直面しても，大変気が楽になります．小さな初期の前立腺がんの診断を受けても，自分の治療方法をあわてずに時間をかけてじっくり落ち着いて検討することが大切なのです．放置することと積極的治療をすること，それぞれのメリットとデメリットを整理し，自分は何を希望するのかを選択すればよいのです．

仮に，積極的に治療する方針になれば，外科的に前立腺を摘出する方法と放射線療法の2つが主なものです．前者の合併症は尿失禁や勃起不全ですが，腹腔鏡を使った俗称「ロボット手術」がなされて神経温存もなされるようになりました．

後者では前立腺の組織の中に放射線を出す小さな物質を入れて，前立腺だけに放射線を当て周囲への照射を減らす方法である小線源放射線治療（ブラキセラピー［brachytherapy］）がなされるようになり，放射線性直腸炎，放射線性膀胱炎による頻尿，勃起不全などの合併症を抑える技術が進歩しています．

泌尿器疾患でエキスパートに負けないポイント

1. 膀胱がんの危険因子は，年齢35歳以上・喫煙歴・男性
2. 腹圧性尿失禁と切迫性尿失禁の基本をマスターせよ
3. 前立腺肥大は，α_1受容体遮断薬と抗コリン薬を組み合わせて治療
4. 前立腺がんは，「何もせずに経過観察」も立派な治療方針

● 文献

1) Fletcher RH: Etiology and evaluation of hematuria in adults. UpToDate（http://www.uptodate.com/contents/evaluation-of-peripheral-lymphadenopathy-in-adults）
2) Loo RK, Lieberman SF, Slezak JM, et al: Stratifying risk of urinary tract malignant tumors in patients with asymptomatic microscopic hematuria. Mayo Clin Proc 88: 129-38, 2013.
3) Fuiano G, Mazza G, Comi N, et al: Current indications for renal biopsy: a questionnaire-based survey. Am J Kidney Dis 35: 448-57, 2000.
4) Miller OF, Kane CJ: Time to stone passage for observed ureteral calculi: a guide for patient education. J Urol 162: 688-90, 1999.
5) Mishriki SF, Vint R, Somani BK: Half of visible and half of recurrent visible hematuria cases have underlying pathology: prospective large cohort study with long-term followup. J Urol 187: 1561-5, 2012.
6) Barry MJ, Fowler FJ Jr, O'Leary MP, et al: The American Urological Association symptom index for benign prostatic hyperplasia. The Measurement Committee of the American Urological Association. J Urol 148: 1549-57, 1992.
7) Wilt TJ, Brawer MK, Jones KM, et al; Prostate Cancer Intervention versus Observation Trial（PIVOT）Study Group: Radical prostatectomy versus observation for localized prostate cancer. N Engl J Med 367: 203-13, 2012.
8) U.S. Preventive Services Task Force. Final Recommendation Statement. Prostate Cancer: Screening, May 2012（http://www.uspreventiveservicestaskforce.org/Page/Document/RecommendationStatementFinal/prostate-cancer-screening）．

Dr. 桑間の寺子屋「総合診療」
卵巣がん検診はすべきでないって本当なの？

　がんは早期発見が大切と長年いい続けてきたし，多くの患者さんがそう信じているところに，「卵巣がんの検診をしてはいけない」なんてことを書くと，多くの人が頭のクラクラするような気持ちになるでしょう．ところが，USPSTF［U.S. Preventive Services Task Force，米国予防医療専門委員会］が2012年に，卵巣がんの検診はすべきでないという推奨を堂々と発表しました．さらに，ACP［American College of Physicians，米国内科医師会］が2014年に，無症状の患者さんへの検診目的の婦人科内診をすべきでないと高らかに宣言したものですから，これには驚きました．もちろん症状のない普通のリスクの女性に対する勧告であって，がん遺伝子保持や症状のある患者さんの検診を否定するものではないので，決して勘違いをなさらないでください．骨盤内の婦人科臓器の悪性腫瘍の主なものを挙げれば，

- 卵巣がん
- 子宮内膜がん
- 子宮頸がん

です．

1　子宮頸がん

　子宮頸がんは一般に非常にゆっくりと進行するがんですから，多くのパートナーがいるなどHPV［human papillomavirus，ヒトパピローマウイルス］に感染する危険が高い人を除けば，子宮頸部の細胞診を3年に1回程度行っていけばよいというのが最近のガイドラインです．さらに，HPVウイルスに対する予防注射を若年者に接種して対処するのが今の時代の子宮頸がん対策になってきました．

2 子宮内膜がん

　子宮内膜がんの検診を広くあまねく行うことはなされていません．精度の高い簡単な検査がないことや，検診をしていなくても7割の患者さんが95％の5年生存率を呈する子宮内限局の病変で見つかることなどが理由のようです．不正な性器出血があった場合に，超音波検査で内膜の厚さを測定したり，内膜の生検を行うのが検査方法です．

3 卵巣がん

　卵巣がんは，患者さんの数も上記の3つのがんの中では最も多く，そして死亡する危険も最も高いものです．なんとか検診で早期に発見して，死亡する患者さんを減らすことができないかとの試みがなされてきました．しかし，毎年の経腟超音波検査と腫瘍マーカーのCA125を組み合わせた検診を一生懸命行った群と検診をしなかった群を比較した臨床研究のデータが2011年に発表され，死亡者数を減らすことができなかったのみならず，検診はがん疑いの患者さんをたくさん手術台に送り込んだだけの結果になりました．極論すれば，

無駄に手術台に上るだけのために検診を受ける結果だったのです

　死亡する運命にある卵巣がんには，早期発見の効果がなかったのです．卵巣がんは，がんの細胞の性質の良し悪しが運命を握っているのであり，早期発見か否かが運命を左右しているのではないことが明らかになったということです[1]．
　詳細で微妙な個々の患者さんのマネージメントは婦人科の先生の判断を仰ぐのが適切ですが，総合診療に携わる医師が婦人科のがんのこのような全体像を知っておくことは大変重要なのです．

● 文献
1) Buys SS, Partridge E, Black A, et al; PLCO Project Team. Effect of screening on ovarian cancer mortality : the Prostate, Lung, Colorectal and Ovarian (PLCO) Cancer Screening Randomized Controlled Trial. JAMA 305: 2295-303, 2011.

10 血液
[Hematology]

- 極論1　貧血は「鉄欠乏」かそうでないか
- 極論2　ヘモグロビン値のターゲットは低く，7〜8 g/dL
- 極論3　血小板数のターゲットも低く，2万〜3万 /μL
- 極論4　原因不明の局所リンパ節腫脹は1カ月経過観察

極論1　貧血は「鉄欠乏」かそうでないか

　日常診療で遭遇する貧血は，そのほとんどが月経や消化管からの出血を原因とする**鉄欠乏性貧血 [iron-deficiency anemia]** です．高齢になるにつれて，慢性疾患にともなう貧血や骨髄異形成症候群などもちらほら目に付くようになりますが，教科書に羅列されているさまざまなタイプの溶血性貧血，サラセミア，悪性貧血などには，特に日本ではめったにお目にかかりません．したがって，実践医学では鉄欠乏性貧血への対応をしっかり身につけ，それでもなお「変だ，この貧血！」という症例に出会ったら「血液の先生おねがーい」をするのが現実的です．

　さて，その鉄欠乏性貧血の診断は，材料の鉄がないためにヘモグロビンが作れず，血球の袋に詰める素材が不足するので，**低色素性小球性貧血 [hypochromic microcytic anemia]** となります．診断のためには貯蔵鉄量を反映するフェリチン値測定が一番使える検査です．細かいことをいうと，慢性疾患の患者さんでは，炎症マーカーでもあるフェリチン値が鉄欠乏状態であってもやや高値になることも多く，検査データの解釈に首を捻ることも少なくありません．

　しかし，あえて【極論】すると

フェリチン値 100 ng/mL 以下ならば鉄欠乏性貧血
フェリチン値 100 ng/mL 以上ならば慢性疾患にともなう貧血

と判断しましょう．前者の治療は鉄剤投与ですし，実は後者は特別な治療がないので，前者か後者かを迷うようであれば，<u>診断目的も兼ねて鉄剤を1カ月ほど試して反応をみてみる</u>こともよくなされます．一般的にフェリチン値が 45 ng/mL 以下であれば鉄欠乏性貧血の診断にかなり自信をもてますし，15 ng/mL 以下では確定的です（表1）．

表1　成人鉄欠乏性貧血における血清フェリチン値の感度と特異度［文献1）より引用改変］

血清フェリチン値 (ng/mL)	感度（%）	特異度（%）	尤度比*
＜ 100 (100)	94	71	3.2
＜ 45 (45)	85	92	11.1
＜ 15 (15)	59	99	54.5

＊：尤度比は，鉄欠乏性貧血患者がそのフェリチン値を示す確率÷鉄欠乏性貧血でない患者がそのフェリチン値を示す確率によって割り出された数値（それぞれのフェリチン値での鉄欠乏性貧血の疑いの高さを示す数値）【7章コラム1】．血清フェリチン値＜ 15 ng/mL の場合に鉄欠乏性貧血とし，血清フェリチン値＞ 100 ng/mL の場合に鉄欠乏性貧血を除外．

では，ここから鉄剤投与のコツです．基本は経口の鉄剤投与になります．

鉄剤投与のコツ

- オレンジジュースやビタミン C などの酸と一緒に空腹時に投与すると鉄イオンが保たれて，吸収率が高まります．
- 逆に，消化器の副作用を避けるために制酸の胃薬を内服したり，食事と一緒に鉄剤を内服すると，吸収率は低下します．
- また，鉄含有量が多く投与効果が高い薬剤は一般に吐き気，腹痛，便秘，下痢などの消化器症状が強くなり，こうした消化器症状を避けようとすれば，鉄含有量が少ない薬剤や徐放薬といったタイプを選択します．

鉄は遠位十二指腸から空腸で一番よく吸収されますから，徐放薬では鉄吸収量が減ってしまいます．どうしても**消化器症状が強かったり**，**慢性腸疾患**などで鉄剤を内服できない場合は，静脈内点滴投与を積極的に考慮します．製剤の改良によって，昔は時として起こったアナフィラキシーは激減し，かなり安全に投与できるようになりました．鉄剤治療期間は，ヘモグロビン値が改善した後もさらに3〜6カ月，体内に鉄を蓄えること（フェリチン値の改善）が得られるまで続行することが推奨されます．

　最後に最も大切な治療法，当たり前ですが出血を減らすことです．男性や中年・高齢者であれば消化管出血がないか精査をし，消化管出血が見つかれば，その治療を考えます．若年女性であれば，まず過多月経ですので婦人科医にコンサルトします．現実的に臨床上一番多くて困るのは，**子宮筋腫により中等量以上の月経出血が問題になるにもかかわらず手術するか否か迷い，最終的に閉経まで待つという選択をするような場合**です．そのような場合には，

トランサミン®（抗プラスミン薬）を「月経中に」用いる

ことで，出血量を半分に減らすことが可能となり，筆者はこれを多用しています．

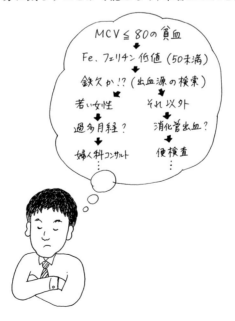

極論2　ヘモグロビン値のターゲットは低く，7〜8 g/dL

　輸血は，ヘモグロビン値［hemoglobin；Hb］10 g/dL，ヘマトクリット値［hematocrit；Ht］30％をキープする目安が長年にわたり採用されてきました．「血液は体中に酸素や栄養素を運ぶ役目を担っているのだから，減少しては身体に負担がかかりマズイ」と考えられてきたのです．しかし，結論は

「Hb 7〜8 g/dLをキープ」を目安とすればよい

ことが近年明らかにされました[2]．急性出血中ではない集中治療室患者で，Hbが10 g/dL以下になったら輸血をする群と，Hbが7 g/dL以下になってから輸血する群とに分けてランダム化比較試験を行ったところ，なんと，**Hb 7 g/dL以下になって初めて輸血を考慮する群のほうが好成績である**という結果が出ました[3]．別の報告[4][5]でも，心臓外科や股関節置換手術の患者においてHb 8 g/dLを目標にした群とHb 10 g/dLを目標とした群を比較して低いHbでも何ら問題を生じませんでした．

☐ 人類の歴史に見る正常ヘモグロビン値の推移

　人類の何十万年にわたる進化の途上で，はるか昔は野獣に噛まれて出血したり，高所から落ちて怪我をしたりと，必要以上のヘモグロビンを抱えて万が一の怪我に備えるために，また時には野獣に追われて逃げ，走り回り続けても息が切れないために，人類の正常値がHb 13〜15 g/dL程度になったようです．トライアスロンやマラソン選手は高地トレーニングなどでさらにHbを高くすることが記録更新に役立つようですが，これらのスポーツがまさに人類何十万年もの生存競争を勝ち抜いてきた進化の過程を反映しているといっても過言ではありません．

　しかしHbが高いと，血液の粘度が上昇し，全身の血管へ血液を送るための機械的負担が高まり，動脈硬化で狭くなった血管では血栓が発生しやすくなるといったデメリットがあり，静かに生活すればよい先進国の住民にはHbが高いこと

はかえって害になるようなのです．さらには，輸血に使う血液には他人のタンパク質など有害となる物質も多く含まれ，それらが原因となり惹起される輸血の合併症として transfusion related acute lung injury [TRALI] や transfusion-associated circulatory overload [TACO] など，Hb が高まる輸血の恩恵を輸血の害が凌駕することもありえます．理由はどうであれ，

**目標 Hb 7〜8 g/dL のほうが
目標 Hb 9〜10 g/dL よりもよい**

という事実があり，Hb を輸血で無理に引き上げようとするのは有害なのです．

■ 人類の歴史に見る平均体重と平均ヘモグロビン値の推移

　人類の正常値が必ずしも健康的とは限らない例をもう1つ挙げてみましょう．米国は肥満の国です．現代の人々の平均体重すなわち現代の正常値は，健康的である理想体重よりも明らかに高値です．人類は何十万年もの歴史で飢餓と戦ってきました．この環境を乗り越えるために，チャンスがあれば脂肪にして蓄えて飢餓に備える能力を生存競争の中で獲得してきました．この能力は人類の遺伝子に組み込まれているのです．

　ところが，ここ100年ぐらいで初めて経験する飽食の時代では，肥満になる人が続出して非健康的に高い平均体重になっているのです．**この肥満的平均体重を健康的な正常値ととらえることは間違いです**．飢餓に備えるためメカニズムへの飽食は，砂漠のサボテンに水をたくさんやって根を腐らせるのと同じなのです（5章参照）．Hb も現代の生活環境では平均値の 13〜15 g/dL はベストではなさそうです．そして，Hb が高値になって真性多血症にでもなれば，心血管イベントが増加するなどその害はより目立ち，わざわざ血液を捨てる瀉血が立派な治療になったりもします．ですので結論として，

輸血の目標は Hb 7〜8 g/dL をキープ

なのです．

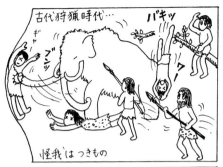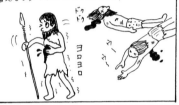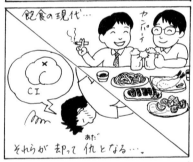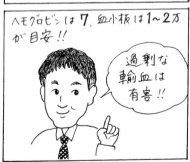

ヘモグロビン値と血小板数の進化

筆者談1　輸血による慢性肝炎

　医学部卒業後，筆者は外科の研修をしました．輸血の目安をめぐっては苦い思い出があります．忙しい病院で必死に働いていた頃のことです．自然気胸に対し側胸部開胸で肺のブラの切除術を受けた患者さんが，手術後，日に日にヘモグロビン値（Hb）の低下を示しました．数日して Hb 9 g/dL 程度まで下がった時に，胸壁内の出血を止血する再手術となりました．

　患者さんは食事もでき，輸液もしていたのでバイタルは安定しています．その当時はC型肝炎ウイルスがまだ知られていない頃で，輸血によって非A非B型慢性肝炎と呼ばれていた状態になる人がかなりいました．手術室に入り，麻酔科医に，病体生理学的には大丈夫なはずだから輸血せずに手術したいと希望を伝えたものの，**Hb 9 g/dL まで**下がっている患者に輸血せずに手術するなんて非常識だと叱責され，目の前で輸血が開始されました．案の定，その後その患者さんは肝炎を発症しました．あの時代に，今のような輸血へのより深い理解が広く医師の共通認識になっていれば，あの患者さんを慢性肝炎にせずに済んだのに，と今でも苦い思いをもち続けています．

筆者談2　今とは違う慣習だった時代の話

　【筆者談1】と同時期，「Hb 10 g/dL，ヘマトクリット値（Ht）30％をキープ」が目安の慣習であった時代の出来事です．病棟には，慢性の疾患やがん再発患者さんがたくさんいました．別の病院で研修していた同僚が，不満を私にぶつけました．「うちの病院の部長回診では，ヘモグロビン値が少し下がっただけで何の症状もないのに，元気づけをしましょうね，と片っ端からどんどん輸血のオーダーがなされるんだ」と……．

　このように当時は，Hb 10 g/dL がまだほど遠い患者さんでも栄養剤のように輸血をすることがよいことだと思うような医師がたくさんいる時代だったのです．

極論3　血小板数のターゲットも低く，2万～3万/μL

　化学療法などで血小板数が減少した場合の血小板輸血を行う目安は，1万/μL以下になった時です[6]（日本の血液内科の先生にお聞きしたところ，以前の目安は，2万/μL以下になった時だったとのことです）．血小板輸血を少量，中等量，大量投与する群にランダムに割り振った臨床研究[7]がありますが，投与後それぞれの群で2.2万/μL，3.4万/μL，5万/μLへと血小板数が増加しました．しかし，それらの群の間で出血傾向に違いは認められず，すなわち，血小板数は1万/μL程度あれば血小板数のみが影響する重篤な出血は起こさないということがわかったわけです．現状では少し幅をもたせて，

血小板数は2万～3万/μLもあれば十分

と理解しましょう．血小板機能低下をきたす稀な疾患でない限り，血小板は，かなり減らないとトラブルを起こさないのです．正常値である15万～45万/μLではかなりの予備力をもつ状態であることを意味し，軽度（10万～15万/μL）と中等度（5万～10万/μL）の血小板減少では出血傾向のことを考える必要はないのです．重度の血小板減少症といわれる5万/μL以下となった時点で，ボクシングや空手といった怪我が多いきついスポーツは避けましょうとアドバイスし，腰椎穿刺や脳神経外科手術は念のため血小板輸血をしてからの施行を考慮します．あとは，中心静脈カテーテル挿入手技の際には2万/μLを確保してから施行，と今のガイドラインに書かれているので参考になります[6]．

　このようになんらかの理由で血算を調べ，血小板数が軽度あるいは中等度の減少を示していた場合，出血傾向がないのであれば慌てる必要はまったくありません．ただしたまたま，急激に減少していく瞬間をとらえている可能性は否定できないので，軽度の血小板減少症では数カ月後に，中等度の血小板減少症では数週間後に再検査して変化がないことを確認し，落ち着いて血小板減少の原因を考えます．その時の原因の多くは**特発性血小板減少性紫斑病〔idiopathic thrombocytopenic purpura；ITP〕**であり，安定していれば放置してよいものです．このほかの原因としては，肝臓疾患による門脈圧亢進で脾腫を合併する場合で，その場合は肝臓そのものの治療を考慮します．一過性のものは薬剤性の血小板減少

症が多く，薬剤に対する抗体が血小板にも作用してしまうタイプや，薬剤の毒性で骨髄機能が抑制されるタイプがあります．多くは薬剤を中止すれば治るので，見逃さないようにしましょう．

　実は，アルコールも薬剤の一種です．大酒家の多い地域では，アルコールの骨髄抑制による一過性の血小板減少症に結構出くわします．ヘベレケに酔っ払うことが続いた直後の血小板減少は飲酒が原因，なんてことも少なくありません．「アルコールを控えましょうね」とアドバイスし，1週間後に再検査で「ほら戻ったでしょう」となればハッピーエンドです．一方で，粘膜面の出血斑や鼻血が止まらないといった出血傾向を主訴として来院する患者さんや，ほかの重篤な疾患を治療中の患者さんでは，**敗血症**［septicemia］や**播種性血管内凝固**［disseminated intravascular coagulation；DIC］の合併，血液悪性疾患の鑑別を考慮することになり，入院させて早急の診断と治療開始を血液内科医にお願いすることになります．

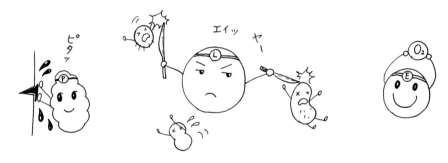

極論4　原因不明の局所リンパ節腫脹は1カ月経過観察

　局所リンパ節腫脹を主訴に来院される患者さんは多く，鑑別診断として，感染症（細菌感染による局所リンパ節腫脹・ウイルス性感染による全身リンパ節腫脹），悪性腫瘍（がんの転移・リンパ腫や白血病などの血液悪性疾患），そのほかさまざまな病気が挙げられます．のどが痛くて頸部リンパ節が腫れたとか，足を怪我して鼠径部リンパ腺が腫れたといった原因が明らかなものもあれば，リンパ節腫脹の原因が判然としないものまでさまざまです．命にかかわる疾患もあり，診療していて緊張感が高まります．悪性リンパ腫と白血病を合わせた血液系悪性疾患の症例数は膵がんの症例数より多く，なかでも悪性リンパ腫は白血病の倍の罹患数です（図1）[8]．

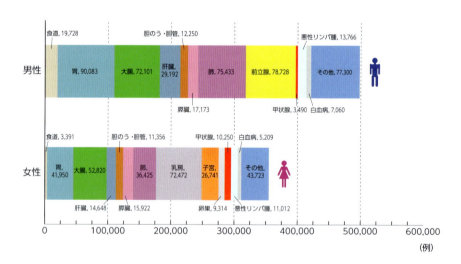

図1　部位別がん罹患数（2011年）[文献8) より引用改変]

解剖学的にはリンパ節は 4 つの領域に分類されます(図 2)[9].

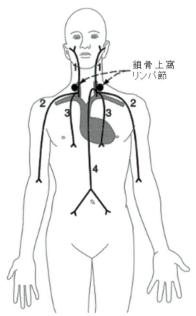

図 2 リンパ節 4 領域の解剖図 [文献 9) より引用改変]

リンパ節 4 領域:(図 2)

- 第 1 は頭頚部から**頚部リンパ節**[cervical lymph node]を経る流れ
- 第 2 は腕や乳房から**腋窩リンパ節**[axillary lymph node]を経る流れ
- 第 3 は肺や縦隔から局所リンパ節を経ず直接に鎖骨上へ達する流れ
- 第 4 は下肢から**鼠径リンパ節**[inguinal lymph node]そして腹部臓器からのリンパの合流を受けて胸管を経る流れ

前述の第1〜4のリンパの流れは最終的に鎖骨上のリンパ節に流れ込んで静脈血に戻っていきます．

鎖骨上のリンパ節，特に左側のものは全身からのリンパの流れの最後の要塞ですから，**ウィルヒョウリンパ節** [Virchow's lymph node] というニックネームがついていて，これが大きく腫れるとがんが進展して転移していることを心配させるリンパ腺として有名です．日常診療の現場で患者さんが気づいて受診することになるリンパ節腫脹は，頸部リンパ節・腋窩リンパ節・鼠径リンパ節およびそれぞれの末梢に位置するリンパ節ということになります．この流れを理解して，腫れたリンパ節の末梢側に感染や悪性腫瘍の症状がないかを問診で探っていきます．

　リンパ節腫脹の診察所見も大切です．診察所見で，悪性疾患の可能性を示唆するものに出会えば，躊躇することなくリンパ節生検を検討します．リンパ節生検では，細胞形態の診断のみではなく，リンパ節の構造変化の情報が得られ，診断確定に至る可能性が高まります．その一方で，リンパ節の針細胞診や針生検では診断が不十分になる懸念が大きいので注意が必要です．検査方法の選択を含めて血液内科専門医にコンサルトする必要があります．

リンパ節の診察

- **リンパ節腫脹の分布**：1つのリンパ節が腫れているという訴えであっても，ほかの領域のリンパ節も腫れている全身性のリンパ節腫脹でないことを頸部リンパ節・腋窩リンパ節・鼠径リンパ節を触診して確認する
- **大きさ**：1 cm以下の大きさでは悪性疾患の可能性はかなり低い．2 cm以上では悪性疾患の可能性を心配する．境界域の1～2 cm大では，1カ月間を目安の経過観察がよい
- **硬さ**：硬いリンパ節腫脹は，組織の線維化を示唆し，悪性疾患の可能性が高まる．軟らかいものでは安心度が高い
- **固定**：悪性疾患では，細胞が周辺組織に浸潤進展し，リンパ節が固定化されて動かなくなる
- **痛み**：圧痛をともなえば感染の可能性が高まり，悪性疾患の可能性は低くなる
- **年齢**：40歳以上の年齢では悪性疾患の可能性が高まる

　問診や診察で得られる情報を駆使しても原因が不明な局所リンパ節腫脹では，自然治癒するか否かを1カ月程度は経過観察して様子をみるアプローチは現実的です．その際に，感染症を積極的に示唆するような所見がないリンパ節腫脹に対し，「なんだかわからないけれども抗菌薬を処方してみる」という治療方針は，小児の頸部リンパ節腫脹以外では勧められません．細菌性感染症による頸部リンパ節腫脹の症例が多い小児科では，抗菌薬投与をしてみるオプションは理にかなっているとのことです[10]．しかし，そのほかの状況では「何もせずに経過観察」が基本です．そして，1カ月経過しても腫れが引かないのであれば，その時点でしっかりコンサルトの判断を下しましょう．

血液疾患でエキスパートに負けないポイント

1. 貧血でフェリチン値 100 ng/mL 以下ならば鉄剤投与を試してみる
2. ヘモグロビン値は 7～8 g/dL あれば十分なので，不要な輸血はしない
3. 血小板数は 2 万～3 万 /μL もあれば十分なので，血小板低値であわてる必要なし
4. 原因不明の局所リンパ節腫脹は，何もせずに 1 カ月経過観察

●文献
1) Smith DL: Anemia in the elderly. Am Fam Physician 62: 1565-72, 2000.
2) Carson JL, Grossman BJ, Kleinman S, et al; Clinical Transfusion Medicine Committee of the AABB: Red blood cell transfusion：a clinical practice guideline from the AABB. Ann Intern Med 157: 49-58, 2012.
3) Hébert PC, Wells G, Blajchman MA, et al: A multicenter, randomized, controlled clinical trial of transfusion requirements in critical care. Transfusion Requirements in Critical Care Investigators, Canadian Critical Care Trials Group. N Engl J Med 340: 409-17, 1999.
4) Hajjar LA, Vincent JL, Galas FR, et al: Transfusion requirements after cardiac surgery：the TRACS randomized controlled trial. JAMA 304: 1559-67, 2010.
5) Carson JL, Terrin ML, Noveck H, et al; FOCUS Investigators: Liberal or restrictive transfusion in high-risk patients after hip surgery. N Engl J Med 365: 2453-62, 2011.
6) Kaufman RM, Djulbegovic B, Gernsheimer T, et al; AABB: Platelet transfusion：a clinical practice guideline from the AABB. Ann Intern Med 162: 205-13, 2015.
7) Slichter SJ, Kaufman RM, Assmann SF, et al: Dose of prophylactic platelet transfusions and prevention of hemorrhage. N Engl J Med 362: 600-13, 2010.
8) 国立がん研究センター：最新がん統計：3. がん罹患（新たにがんと診断されること 全国推計値）(http://ganjoho.jp/reg_stat/statistics/stat/summary.html).
9) McGee S, editor: Evidence-based physical diagnosis. 3rd ed. WB Saunders Elsevier, Philadelphia; fig. 25-1, 2012.
10) Fletcher RH: Evaluation of peripheral lymphadenopathy in adults (http://www.uptodate.com/contents/evaluation-of-peripheral-lymphadenopathy-in-adults).

11

耳 & 鼻
[Ear and Nose]

極論1　突然の感音性難聴はステロイド
極論2　滲出性中耳炎は耳抜き，急性化膿性中耳炎は抗菌薬
極論3　外耳炎のマネージメントは重症度ごとに
極論4　アレルギー性鼻炎は，経口脱感作療法の時代へ

極論1　突然の感音性難聴はステロイド

「片方の耳が詰まった感じがします」という訴えが，急性の聴力障害の自覚症状です．まずは，サクッと耳鏡で外耳から中耳を観察し，

急性聴力障害の診察方法

- 耳垢が詰まっていないか
- 鼓膜の後ろに滲出液が溜まっていないか

を確認します．なんてことはない，耳垢が詰まってしまっただけ，というお笑い診療になれば喜ばしいものです．その後に次に述べる診察方法で，伝音性の聴力低下であることを確認した後に，耳鼻科でしっかり耳垢をとってもらいましょうね，とお話して診療は終わりです．簡単に耳垢が取れそうならば，もちろんその場できれいにしてあげれば患者さんに感謝されますが，深いところの耳垢では鼓

膜を傷つける危険もあるので耳鼻科医にお願いするのが無難です（図1）．

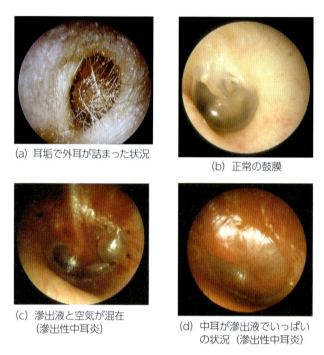

(a) 耳垢で外耳が詰まった状況

(b) 正常の鼓膜

(c) 滲出液と空気が混在
（滲出性中耳炎）

(d) 中耳が滲出液でいっぱい
の状況（滲出性中耳炎）

図1　中耳の様子［a：文献1），b：文献2），c：文献3），d：文献4）より］

さて，ここからは聴力検査の機器がなくてもかなりの診察ができることをお話ししましょう．まずは，聴力のスクリーニング検査です．患者さんの左右それぞれの耳から20 cmぐらい離れた位置で，指を擦って音を出してみて下さい．患者さんが，その音を聞くことができるか否かで，かなり実践的な聴力検査になることが示されています．

> しっかり強く擦らせた音が聞こえなければ
> 30 dB以上の難聴があり，そして軽く擦らせた音が聞こえれば
> 30 dB以上の難聴はないと判断します．

もう1つは，患者さんに眼をつぶってもらい，医師の腕の長さほどの距離を隔てて，ささやき声で「カナツ」とか「パサダ」など**意味のない3文字**を話しかけ，これを患者さんに復唱してもらいます．正しく復唱できるか否かが，聴力障害の有無の目安になります．臨床的に問題となる難聴の有無を，左右それぞれの耳でこのような簡易検査で判断しましょう[5)6)]（図2）．

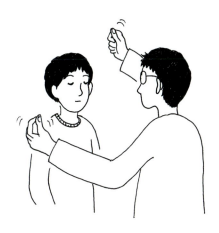

図2　機器を用いない聴力検査

　仮に片方の聴覚障害がありそうだということになった場合，それは内耳の神経障害による感音性難聴なのか，あるいは外耳道が耳垢で詰まる，中耳に水が溜まるなどで，音が内耳に伝わりにくい伝音性難聴であるかの区別をします．区別をする方法で音叉を使った**ウェーバー試験 [Weber's test]** が有名です．音叉を鳴らして，その柄のほうを額中央にあて，音を骨伝導で内耳に伝えて聞こえるか否かを調べるものです．感音性難聴では音叉の音は正常な耳側に強く聞こえ，伝音性難聴では内耳が敏感になっている患側のほうがむしろ強く音を感じるのです．音叉がなくても，医師が指で額の中央をコツコツと叩いてみたり，患者さんにハミング（口を閉じて小声を出させる）をさせて，その音がどちらに聞こえるか，あるいは左右同じように聞こえるかをチェックし，内耳の神経がしっかり働いているか否かをチェックします．

伝音性難聴を呈する外耳や中耳の疾患は，時間的に急を要するものはあまりありません

しかし，伝音性でないということになると突発性難聴（突然の感音性難聴）を疑います．そのほとんどが片側の聴力障害です．両耳に起きることは稀です．突発性難聴の場合，神経のダメージを最小限に抑えるために，

緊急にステロイドの全身投与をするのが標準的な治療になっています

耳鼻科では，ステロイドを鼓膜越しに注射で中耳に注入する治療法がなされることもありますが，経口のプレドニゾン 40 ～ 60 mg/day で 1 ～ 2 週間投与するほうが効果は大きいとされています．ですから，眼前に突発性難聴を疑う患者さんがいたら，とにかくプレドニゾン 40 ～ 60 mg/day の初回の経口投与を見切り発車でしてしまい，そのあとで耳鼻科医への紹介をすれば，受診が次の日になる事態でも落ち着いていられます．

少しでも早くステロイドを投与するのが治療方針のコンセンサス

なのです．さらに，顔面神経麻痺の治療法のように，突発性難聴の原因として単純ヘルペスウイルスの関与を想定する意見から，抗ヘルペス薬のバラシクロビル［valacyclovir］1 g × 1 日 3 回や，ファムシクロビル［famciclovir］500 mg × 1 日 3 回を 1 週間程度併用する耳鼻科医もかなりいるようです．

> **筆者談 1** **常識の治療法だがエビデンスはいまだなし!!**
>
> ここまで解説して，最後にどんでん返しで変な解説になりますが，実はステロイド投与の治療法は無作為ランダム化比較試験のようなしっかりとした科学的根拠やデータに支えられた治療法ではないけれども，長年の医学界の経験で信じられているのにすぎないことを付け加えます．すなわち，突発性難聴は軽度のものは放置しても自然回復するケースがかなりあり，逆に重症のものではステロイドを投与しても回復しないものも少なくありません．実際にステロイドが予後に大きく寄与しているのか否か，本当は回復するのか否かは，薬剤の効果ではなく疾患のタイプや重症度が決めているのではないか，といった疑問が残されたままなのです[7]．昔から行われている医学の治療法で地位を確立したものについては，ランダム化比較試験を現時点で行うことは倫理的に困難をともないます．プラセボ（偽薬）群に割り当てられる可能性が半分あることを知って，難聴が一生残る危険のある疾患の臨床試験治験者になってくれる人は少ないのです．

極論2　滲出性中耳炎は耳抜き，急性化膿性中耳炎は抗菌薬

　耳が痛んだり，詰まった感じになって来院する患者さんを耳鏡で観察し，鼓膜を覗き中耳に液が観察されれば中耳炎の診断がなされます．中耳炎は小児に多い疾患で，多くの知見は小児科領域で蓄積されてきました．しかし，成人が中耳炎になることももちろんあり，総合診療医が正しい治療法を理解しておかなければならない領域です．中耳炎を次の2つのどちらに分類するかを考えながら診療する習慣をつけましょう．

> **中耳炎の2分類**
>
> 1. 急性化膿性中耳炎であるのか
> 2. 滲出性中耳炎であるのか

1 急性化膿性中耳炎［acute otitis media；AOM］

急性化膿性中耳炎［AOM］では，鼓膜が赤く腫れ，鼓膜越しに濁った膿が透けて見えます．鼓膜は膿の貯留で圧力が高まり，外耳側に飛び出してきます．それに対し，滲出性中耳炎では鼓膜の炎症はなく，鼓膜越しの貯留液は透明な薄黄色です．耳管が閉塞して空気が中耳に入らなくなることで，中耳の圧力がむしろ低下して鼓膜が中耳側に引っ張られるように見えるのが特徴です．

AOMはその多くが，肺炎球菌［*Streptococcus pneumoniae*］，インフルエンザ桿菌［*Haemophilus influenzae*］によって引き起こされ，耳の炎症が高度になれば，痛みも強くなり，発熱することもよくあります．治療は抗菌薬の全身投与です．アモキシシリン［amoxicillin］が基本なのですが，耐性菌も最近は多くなりオーグメンチン®（アモキシシリン＋クラブラン酸［clavulanate]），第2世代以降のセファロスポリン系薬，ペニシリン系薬に対するアレルギーがあればマクロライド系薬のクラリス®（クラリスロマイシン［clarithromycin]）やアジスロマイシン［azithromycin］が使われます．投与期間の目安は，7～10日間です（図3）．

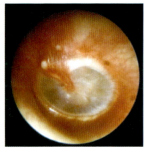
(a) 急性化膿性中耳炎

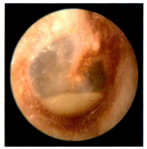
(b) 回復期
外耳側への張り出しが少なくなり，貯留した膿の水平線が観察される．

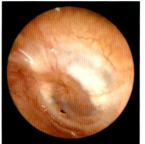
(c) 回復期
小さな鼓膜穿孔が起きて膿が外に耳垂れになって排出されると，急に痛みが軽快し，回復が速まる．穴は数日のうちに自然に閉じることが多い．

図3 急性中耳炎［a：文献8），b：文献9），c：文献10）より］

2 滲出性中耳炎 ［otitis media with effusion；OME］

　一方で，**滲出性中耳炎 [OME]** は，飛行機旅行の急激な気圧変化，アレルギー性鼻炎で耳管が閉塞することなどの物理的な中耳粘膜の損傷が原因で，微生物感染の要素が少ないので，滲出液が，数週間から長いと2カ月もの期間で徐々に吸収されていくことを自然に待つのが治療の基本になります．スキューバダイビングで必ず必要な「耳抜き」のテクニックを頻繁にすると，滲出液が減るのが早まります．ここでいう「耳抜き」とは，鼻をつまみながら，鼻から息を吐き出すように加圧して，耳管を通じて空気を中耳に送り込むことをいいます（図4）．ダイバーが深く潜るにつれて外圧が高まり，鼓膜が内側にへこんで中耳が押し潰されそうに痛くなる際，これに対抗して，空気を中耳に吹き込むテクニックです．同じことは飛行機の下降時に気圧が高まると起きますが，この際にも「耳抜き」で中耳に空気を送り込むと痛みがあっという間に消えます．2～3カ月過ぎても滲出液が残る人は，耳鼻科で鼓膜に小さな穴を開けてもらい排液を試みることさえあります．

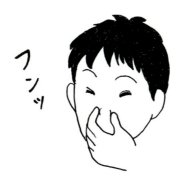

図4　耳抜き

極論3　外耳炎のマネージメントは重症度ごとに

　急性外耳炎は1～2日の経過で，急に耳が痛くなり，時にはかゆくなり，耳垂れ，聞こえが悪くなる，といった症状を呈します．耳介や耳たぶをつまんで動かすと痛みを強く感じ，耳鏡で赤くただれた外耳の皮膚と滲出液（耳垂れのもと）が観察されます．鼓膜が充血することも少なくありません．この場合には鼓膜の穿孔がないかを確認しましょう．外耳炎と思い込んだら，穿孔が認められて本当は中耳炎が正しい診断となる場合もあります．こうした時は中耳炎で鼓膜が穿孔し，中耳の膿が耳垂れになって外に漏れ出し，外耳が汚れた状況を外耳の炎症と勘違いしやすいのです．中耳炎は抗菌薬の内服薬が，外耳炎は局所薬が治療の基本線なので，この2つは間違えないようにしたいものです．

急性外耳炎の臨床像

　急性外耳炎の主な原因菌は，黄色ブドウ球菌［*Staphylococcus aureus*］，表皮ブドウ球菌［*Staphylococcus epidermidis*］，緑膿菌［*Pseudomonas aeruginosa*］であり，少数ながら真菌のこともあります．

軽度外耳炎（図5）

- 消毒用のアルコール配合の外耳液できれいにするだけで菌が増殖しにくくなり軽快していく軽度の外耳炎

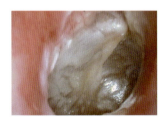

図5　軽度外耳炎［文献11）より］

中等度外耳炎（図6）

- 抗菌薬入りの点耳薬を必要とする中等度の外耳炎

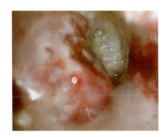

図6　中等度外耳炎［文献12）より］

重度外耳炎（図7）

- 抗菌薬の全身投与を必要とするような耳介まで腫れあがるような重症の外耳炎

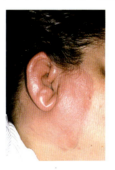

図7　重度外耳炎［文献13）より］

慢性外耳炎の臨床像

慢性外耳炎 - 接触皮膚炎（図8）

- 軽度の炎症が持続するような慢性経過をとる外耳炎では，細菌感染以外の原因を考えます
- 外耳の出口に近い部分がカサカサに荒れている慢性の外耳炎では，接触皮膚炎（かぶれ）を疑います
- シャンプーが外耳に流れ込みアレルギーとなるとか，化粧品が原因の場合もあります．シャンプーや化粧品を変えてみるとか，軽めの副腎皮質ホルモン外用薬を綿棒につけて丁寧に外耳に塗ること1～2週間で症状がよくなるケースが多いものです
- 仮に接触皮膚炎でない場合でも，脂漏性湿疹とか，原因が判然としない湿疹とか，全身の角化性病変を呈する乾癬の外耳皮膚病変といった，ステロイドが効くタイプの外耳皮膚炎は多く，軽～中等度の副腎皮質ホルモン外用薬を使う方針に変わりはありません

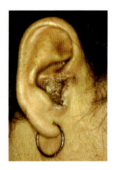

図8　点耳薬による接触皮膚炎［文献14)より］

最後に「急性中耳炎に対して，長期に抗菌薬の外耳薬を使っていたら，耳の穴がかゆくなってきた」という場合は，真菌感染を疑い抗真菌薬入りの点耳薬を試してみる価値があります．抗真菌薬は外耳の脂漏性湿疹にも効果があります．したがって原因が判然としない場合は，ステロイドと抗真菌薬の外用薬を1日おきに交互に塗るなど，両方を塗る治療をはじめから試すのも一案でしょう．

極論4　アレルギー性鼻炎は，経口脱感作療法の時代へ

　日本は一生懸命にスギを植林した歴史も一因となって，国民の多くが花粉症で悩む状況にあります．ちょうど2月くらいになってくると数週間から2～3カ月もの期間，目と鼻がかゆく，涙眼と水のような鼻がタラーリタラーリと，鼻は詰まって息がしづらく，朝から晩までくしゃみが続いて，仕事や勉強も手につかない，なんとも頑固な疾患です．ハウスダスト，ダニが原因のアレルギー性鼻炎や結膜炎は通年性でもあり，1年中症状が治まらないのだから大変困ります．
　アレルギー性鼻炎および結膜炎の治療の基本は，次の通りです．

アレルギー性鼻炎と結膜炎の治療の基本

- 第一にアレルゲンである花粉や家の埃から身を守ること
- 第二に抗ヒスタミン薬，抗アレルギー薬やステロイドを経口あるいは局所粘膜に塗る薬物治療

これらすべてを組み合わせてもうまく症状がコントロールできない場合は，
- 第三の免疫療法

1 皮下注射による脱感作療法

　免疫療法の代表が，**脱感作療法**です．アレルゲンが何であるかを IgE［immunoglobulin E，免疫グロブリン E］の血液検査で同定したり，皮膚アレルギーテストで判定します．同定したアレルゲンの皮下注射を少量から開始し，数週間にわたり毎週 1 〜 3 回のペースで徐々に投与量を増やし，その後は月に 1 〜 2 回の投与を効果維持のために数年間続けます．症状を表すスコアが 30％ほど少なくなるとの効果がデータで示されています [15]．

2 経口の脱感作療法

　この注射による脱感作療法の難点は，注射を受けに長期にわたり通院しなければならないことでした．ところが近年，欧州を先駆けに，**経口の脱感作療法**が普及してきています．アレルゲンを含んだ液や口で溶ける錠剤を舌下投与して数分間にわたり口の中に保持し，アレルゲンを口腔粘膜から吸収させることで注射と同じ効果を期待するものです（錠剤を飲み込んでしまうと，アレルゲンが胃液で分解されて効果がほとんどなくなるために，舌下投与がなされるのです）．注射による投与よりも安全性に優れ，5,000 人以上をまとめたある報告 [16] では，アナフィラキシーといった重篤な副作用は 1 例も発生しなかったとのことです．これだけ安全でも，万が一のリスクを回避するため，初回だけは医療機関で投与後 30 分程度の観察をすることが勧められています．2 回目からは患者さんが自分で舌下投与をしていくので，通院する必要がなくなりました．念には念を入れ，万が一に備えて，エピペン®（アドレナリン自己注射キット）を患者さんに所持しておいてもらうことが勧められています．これからは，日本でも米国でも，経口の脱感作療法が普及していくことになるでしょう．

耳&鼻の疾患でエキスパートに負けないポイント

1. 感音性難聴が疑われれば,ただちにステロイド全身投与を開始してから耳鼻科へ紹介
2. 滲出性中耳炎と急性化膿性中耳炎をしっかり区別して,急性化膿性中耳炎には抗菌薬を投与
3. 急性の外耳炎には局所抗菌薬,慢性の外耳炎には局所ステロイドを投与
4. 普通の治療に抵抗するアレルギー性鼻炎には安全な経口脱感作療法という時代がすぐそこに

●文献
1) https://commons.wikimedia.org/wiki/File: BouchonCerumen.jpg?uselang=ja
2) https://commons.wikimedia.org/wiki/File: Normal_Left_Tympanic_Membrane.jpg?uselang=ja
3) https://commons.wikimedia.org/wiki/File: Otitis_media_bull%C3%B6s.jpg?uselang=ja
4) https://commons.wikimedia.org/wiki/File: Otitis_media_entdifferenziert2.jpg?uselang=ja
5) Pirozzo S, Papinczak T, Glasziou P: Whispered voice test for screening for hearing impairment in adults and children: systematic review. BMJ 327: 967, 2003.
6) Boatman DF, Miglioretti DL, Eberwein C, et al: How accurate are bedside hearing tests? Neurology 68: 1311-4, 2007.
7) Wei BP, Stathopoulos D, O'Leary S: Steroids for idiopathic sudden sensorineural hearing loss. Cochrane Database Syst Rev 7: CD003998, 2013.
8) https://commons.wikimedia.org/wiki/File: Otitis_media_incipient.jpg?uselang=ja
9) Otitis Media Guide: acute otitis media: the stage of resolution (http://otitismedia.hawkelibrary.com/aom/1_22).
10) Otitis Media Guide: acute otitis media: the stage of resolution (http://otitismedia.hawkelibrary.com/aom/1_21).
11) Deschler DG: Graphic 83227 Version 1.0 UpToDate
12) Deschler DG: Graphic 83228 Version 1.0 UpToDate
13) Goguen LA: Complete ear canal closure and auricular erythema extending to periauricular tissue, including the face. Graphic 55712 Version 1.0 UpToDate
14) Goguen LA: Patient receiving ototopical antibiotic drops with persistent pruritis. Note erythema and crusting focused in auricular conchal bowl inferiorly. Graphic 708837 Version 1.0 UpToDate

15) Calderon MA, Alves B, Jacobson M, et al: Allergen injection immunotherapy for seasonal allergic rhinitis. Cochrane Database Syst Rev CD001936, 2007.
16) Lin SY, Erekosima N, Kim JM, et al: Sublingual immunotherapy for the treatment of allergic rhinoconjunctivitis and asthma: a systematic review. JAMA 309: 1278-88, 2013.

Dr.桑間の寺子屋「総合診療」
赤ちゃんの食物アレルギーは気にするな !?

　赤ちゃんが生まれ，一番大切なのはこの子が幸せに育つことだと，親の本能に目覚め，これが良い，これが悪いと，何から何まで真剣にベストの道を探り続ける親を目の前に，アドバイスをしなければならないのも医師の役目です．母乳のアドバイス，離乳食のアドバイス，それに関連して食物アレルギー，さらにはアトピー性皮膚炎や喘息対策は大切な項目の1つです．一昔前まで，「離乳食を始める時期になってもアレルギー性の高い食物（牛乳，大豆，小麦，卵，ピーナッツ，ナッツ，魚介類）はなるべく避け，これらは少なくとも1歳になるまでは待ちましょう」ということが米国では盛んにいわれてきました．

　ところが驚くことに，ここ数年でガイドライン[1]が180度反対の意見に方針転換をしたのです．「アレルギー性の高い食物も含めて，さまざまな食材を生後4カ月以降には制限なく食べさせてよい」ということになりました．基礎的な医学研究のデータから推測してきた過去の方針は，最近次々に明らかにされてきた疫学的データで覆されたのです．食事制限を長めに続けた子どもたちがアレルギーから守られることはなく，むしろ早めに食事制限を解く方針のもと育てた子どもたちのほうが，喘息や食物アレルギーの発生頻度が少ない事実が次々に明らかにされたのです[2]．

　このことをふまえて今のガイドラインは，「母乳だけで頑張る時期は生後4カ月まで，それ以降も母乳はなるべく続けるものの，離乳食を制限のない食材で自由に与えて行きましょう」という方針なのです．そしてこれは実は，古来のアレルギーなどあまり気にしてこなかった日本の慣習に沿った育児方法に近いものではないでしょうか．医学は複雑で，本当の答えはわからないものです．

　もしもアナフィラキシーショックになったらどうするんだ，と反論する先生方もいらっしゃるでしょうが，本当にアナフィラキシーショックで死亡する危険はかなり少ないとされています．ほかの不慮の事故で命を落とす危険の10分の1，いや100分の1という分析もあります．このわずかな危険にとらわれて，極端な食事制限を無駄にすることになり，栄養失調や極度の親の不安感につながるデメリットも計り知れません．さらに，症状もないのにアレルギー検査を行うことは，同様にデメリットが大きそうです．仮に異常値が出た場合でさえ，臨床的に本当に問題になることはごく一部の患者さんだけであり，不要な食事制限のアドバイスが出るといったデメリットが圧倒的に大きそうです[3]．

●文献

1) Fleischer DM, Spergel JM, Assa'ad AH, et al: Primary prevention of allergic disease through nutritional interventions. J Allergy Clin Immunol Pract 1: 29-36, 2003.
2) Roduit C, Frei R, Depner M, et al; PASTURE study group: Increased food diversity in the first year of life is inversely associated with allergic diseases. J Allergy Clin Immunol 133: 1056-64, 2014.
3) Bird JA, Crain M, Varshney P. Food allergen panel testing often results in misdiagnosis of food allergy. J Pediatr 166: 97-100, 2015.

12 眼 [Ophthalmology]

極論1　ものもらいの基本は自然治癒
極論2　赤目(あかめ)は結膜炎と眼内炎症を区別
極論3　新たな飛蚊症(ひぶんしょう)とピカッは網膜の緊急疾患
　　　すぐに眼科へ紹介
極論4　糖尿病網膜症の診断は眼科医に依頼が基本
　　　されど何を探すか知っておくとカッコイイ

極論1　ものもらいの基本は自然治癒

ものもらいは，医学的には次の2つに分類されます．

ものもらいの種類	→	麦粒腫の種類
1 麦粒腫(ばくりゅうしゅ) 2 霰粒腫(さんりゅうしゅ)		● 外麦粒腫(がいばくりゅうしゅ) ● 内麦粒腫(ないばくりゅうしゅ)

1 麦粒腫 [hordeolum, stye]

　まず**麦粒腫**は，睫毛の生え際付近のまぶたの縁にあるマイボーム腺に，主として黄色ブドウ球菌 [*Staphylococcus aureus*] が感染して，にきび（ざ瘡）のように小さな膿瘍ができる病気です．マイボーム腺（図1）の出口が詰まって，皮脂の分泌が滞り，細菌が繁殖して感染すると考えられています．

　まぶたの縁のすぐ近くで，簡単に破裂して治癒しやすいものが**外麦粒腫** [external hordeolum] で，まぶたの縁からやや離れて深い部位にできて破裂しにくそうなものが**内麦粒腫** [internal hordeolum] です（図2）．

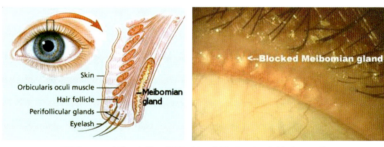

図1　マイボーム腺の構造 [左: 文献1), 右: 文献2) より]

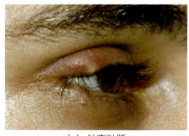 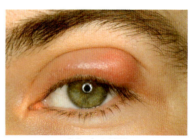

　　　　(a)　外麦粒腫　　　　　　　　　(b)　内麦粒腫
図2　麦粒腫 [a: 文献3), b: 文献4) より]

　麦粒腫の治療法ですが，私の診療する米国の標準的治療法と，日本の治療法が異なるのに驚かされます．これは**実は，それぞれの国の文化で長年信じ**

られてきた治療方法に違いがあり，それらに科学的根拠があまりないのが実情なのです．

> ### 麦粒腫治療の日米差
>
> - 米国風の治療法によると，麦粒腫は「まぶたの縁を 15 分ぐらい熱いタオルで蒸してから，目にしみないベビーシャンプーを少量指につけて，まぶたの縁をゴシゴシと洗うことを 1 日に 3 ～ 4 回しっかりしましょう．数日しても破裂しなければ，眼科で切開排膿することも考えます．熱いタオルはすぐに冷えるので，ジャガイモなどをサランラップでくるみ電子レンジで温め，これを濡れタオルで包んで目の縁に当てるのもいいですよ」というのがよく行われるアドバイスです．一般に，抗菌薬入りの点眼薬などが処方されたりもするのですが，その効能はあまりなく，温め・ふやかし・こすって，マイボーム腺の出口の詰まりを取り除き，排膿を促すのが最も大事と考えられています．ただし内麦粒腫では，まぶたの縁をこすっても膿瘍までの距離が遠いので効果はあまり期待できず，抗黄色ブドウ球菌をターゲットにした抗菌薬，例えば dicloxacillin などの内服を治療に加えることが勧められています[5]．
>
> - 一方で，日本は，炎症を温めるのは炎症を助長し痛くなるのでダメで，こすったりするのはいけないという方針が唱えられ，抗菌薬点眼薬の投与を勧めるような意見が多いと思います．

2 つの国で，正反対の治療方針だったりするのですから，結構驚きなのです．まあ，翻してみれば，

どちらでも大丈夫，放っておけば自然に破裂して治る

ということなのかもしれません．

2 霰粒腫 [chalazion]

霰粒腫は，内麦粒腫の細菌が退治されて無菌的にはなったのに，マイボーム腺の皮脂がまぶたの縁から離れた部位に溜まったまま残り，しこりになった状況です．いわば休火山のマグマ溜まりの状況です．細菌感染のエピソードがないまま，皮脂が徐々に溜まって霰粒腫ができあがる場合もあります．この霰粒腫は自然に破裂しないことが多いので，眼科で切開してもらう必要が生じます（図3）．

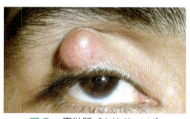

図3　霰粒腫［文献6）より］

極論2　赤目（あかめ）は結膜炎と眼内炎症を区別

「目が赤い」は，眼科の患者さんの訴えの中でも最も多いものの1つです．総合診療でも頻繁に対処しなければならない病態です．

赤目の原因

1. 結膜炎
2. 角膜炎／角膜ぶどう膜炎，毛様充血，急性閉塞隅角緑内障
3. 結膜下出血

1　結膜炎［conjunctivitis］

「目が赤い」場合は**結膜炎**が多く，細菌性の可能性が成人よりは高いとされる小児でさえも，実はアデノウイルス性結膜炎が一番多いと考えられています[7]．本当の細菌性結膜炎は，膿性の濁った目やにが絶え間なく湧き出してくるようなひどい症状です（図4-a）．朝起きると目やにでまぶたが開きにくいといった程度の症状は，ウイルス性結膜炎（図4-b）でもアレルギー性結膜炎（図4-c）でもあることなのでお間違いのないように．「普通程度に目

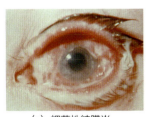
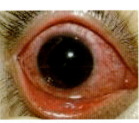
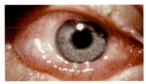

(a) 細菌性結膜炎　　　(b) ウイルス性結膜炎　　　(c) アレルギー性結膜炎

図4　結膜炎の種類 ［a：文献9)，b：文献10)，c：文献11) より］

第12章　眼

が赤い」といった病状であって，「目が見えない」または「目が痛い」という症状がないかぎり，多少の目やにが出るようなケースでも，【極論】をいえば何もせずに血管収縮薬や抗ヒスタミン薬の入った目薬，あるいは生理食塩水のように薬効がなくても目が楽に感じる目薬をさすなどして，時間稼ぎをしながら

1～2週間後に治っていくのを待つのが基本

なのです．実をいうと，**細菌性の結膜炎でも，抗菌薬を使用しなくてもたいていは自然治癒するとされています**．細菌性の結膜炎で抗菌薬点眼薬と偽薬の治療効果を比較した臨床研究データ[8]では，それほど大きな差がなかったのです．

　とはいっても，実際に目やにがそれなりに強かったりすると，患者さんが抗菌薬入りの眼軟膏や点眼薬の処方を期待して来院するので，ある程度期待に沿った対応をとるのが満足度を高めるために必要になる場合もあります．仮に細菌性結膜炎であるとすれば，起因菌は黄色ブドウ球菌，肺炎レンサ球菌［*Streptococcus pneumoniae*］，インフルエンザ菌［*Haemophilus influenzae*］，モラクセラ・カタラーリス［*Moraxella catarrhalis*］などであり，エリスロマイシンやニューキノロン系薬の眼軟膏や点眼薬が使われます．炎症がそれほど強くなく，膿がほとばしり出るような状況でない場合には，目に刺激が少ない薬剤を選択するのが好ましく，エリスロマイシンの眼軟膏や点眼薬が無難です（薬価の高いキノロン系薬の点眼薬は，刺激が強いことも多く，結膜炎の痛みがかえって増悪することもあります）．キノロン系薬の点眼薬を積極的に考慮するのは，コンタクトレンズ使用者の結膜炎で，起因菌に緑膿菌［*Pseudomonas aeruginosa*］が懸念される場合です．

2 角膜炎／角膜ぶどう膜炎，毛様充血，急性閉塞隅角緑内障

「目が見えない」または「目が痛い」場合は，眼科医へ紹介しましょう．**角膜炎 [keratitis]** や**角膜ぶどう膜炎 [keratouveitis]** では，羞明感（まぶしく感じること）が強まるのも特徴です．病態や炎症が黒目（角膜，ぶどう膜）およびその中にある疾患であり，眼科の救急疾患の可能性が高まります．

角膜やぶどう膜に病態がある場合は，赤目（充血眼）のパターンが異なります．何せ病態が黒目を中心に存在するので，赤目は黒目の周りを取り巻くように輪のように強くなります．この赤目のパターンを**毛様充血 [ciliary flush]** といいます（図5-a）．普通の結膜炎は眼球結膜と眼瞼結膜の両方が充血しますが，毛様充血では眼瞼結膜は正常であることが大きく異なります．

急性閉塞隅角緑内障 [acute angle-closure glaucoma] でも，この毛様充血のパターンをとり，毛様体が前方に押し出されて動けなくなり，瞳孔反射はなくなります（図5-b）．頭痛，視力がボヤッとする，片目が毛様充血とくれば，急性閉塞隅角緑内障を疑います．こうした時は**前房蓄膿 [hypopyon]**（図5-c）や**前房出血 [hyphema]** がないかも注意深く短時間で観察する習慣をつけましょう．

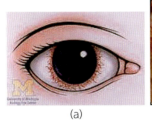 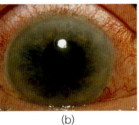 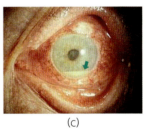

(a)　　　　　　　　　　(b)　　　　　　　　　　(c)

図5 毛様充血，急性閉塞隅角緑内障，前房蓄膿［a：文献12），b：文献13），c：文献14）より］
(a) 毛様充血．(b) 急性閉塞隅角緑内障．眼瞼結膜の充血はない．(c) 前房蓄膿．膿が溜まって水平なラインが観察される．眼瞼結膜の充血はない．

3 結膜下出血 [subconjunctival hemorrhage]

　患者も医師もギョッと驚くけれども，まったく心配しなくてよい赤目が**結膜下出血**です．「少しだけ目がごろごろするかなと思い，鏡を見たらばサァ大変，白目がグロテスクに真っ赤になって驚いて飛んできました」と患者さんがやってくるのが特徴です．結膜下の狭いスペースに小血管から少量の出血が広がりグロテスクに見えるのですが，約 1 週間のうちに徐々に薄くなって消えていきます．痛くもなく，目もよく見え，目やにも出ません．チョット違和感があるだけです．眼球の後ろの構造内の出血とはまったく関係がないので，「心配ご無用」と安心させてあげましょう（図 6）．

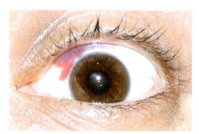

図 6 　結膜下出血［文献 15）より］

極論3 新たな飛蚊症(ひぶんしょう)とピカッは網膜の緊急疾患 すぐに眼科医へ紹介

急激に視力を失う危険のある病気の初期症状を見逃すわけにはいきません．代表格が，

> **急激に視力を失う危険のある代表的な疾患**
>
> - 網膜剥離　[retinal detachment]
> - 網膜出血　[retinal hemorrhage]
> - 硝子体出血　[vitreous hemorrhage]
> - 網膜動脈閉塞症　[retinal artery occlusion]
> - 網膜静脈閉塞症　[retinal vein occlusion]
> - 視神経炎　[optic neuritis]

などで，これらは急激に視力を失う危険が迫った病気です．網膜剥離では，網膜組織が剥がれる際に神経が刺激されて，その部分からあたかも強い光を感じたような錯覚を感じます．突然ピカッと稲妻が光る感覚は，網膜が引き剥がされている現象のことがあり，早急な眼科医の診察が必要になります．そのほか，視野に黒点や黒斑の視野欠損（**飛蚊症　[floater]**）が急に出現してくるのも，剥がれた網膜が視力を部分的に失っているサインかもしれず要注意です．そのほか，ものが波打って見えたり，ぼやける部分が生じたり，見えない部分が閉まるカーテンのように迫ってきたり，変な形の線が見えたりといった現象が急激に発症した場合は，眼科の赤信号ですから，**速やかに眼科へ紹介しましょう．**

その一方で，長年にわたって落ち着いている視野の黒点は，そのほとんどが硝子体内に加齢とともにできる小さな傷や濁りが網膜に陰を落とすことを原因としています．黒点に気づき，これを追いかけると，眼球が動くのにつれて黒点も逃げていくので，蚊が飛ぶという表現で形容され，飛蚊症と呼ばれます（図7）．急に出

現したものでない限り，緊急性はほとんどないのですが，念のために一度は眼科で眼底を検査してもらうことを勧めるのがよいでしょう．網膜剥離の原因である網膜裂孔などが見つかる場合もあるからです．

ここで，

眼球に原因がある視覚の症状は片目の視界だけに発生し，脳の視覚野に原因を有するものは両目の視界に発生すること

は基本として押さえておくとよいでしょう．片頭痛の前兆として出現する，キラキラ光る雲のようなものが現れ，視野の片側，または中心部がぼけた感じになって見えにくくなる**閃輝暗点**[scintillating scotoma]は，脳の現象なので両目の視界に症状が発生します．**閃輝暗点は30分といった短時間で消失する症状であり，そのあとに拍動性の頭痛が閃輝暗点の反対側に現れれば典型的な片頭痛という診断になります．**短時間で消失しない場合は目の重大な病気を懸念しなければなりません（閃輝暗点の見え方は，文献 16) を参照）．

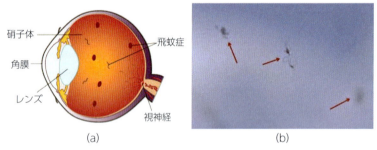

図7 飛蚊症［a：文献17)，b：文献18) より］
(a) 飛蚊症．(b) 飛蚊症の症状．青空を見た時に目立って感じる．

極論 4　糖尿病網膜症の診断は眼科医に依頼が基本　されど何を探すか知っておくとカッコイイ

　コラム1に述べますように，直像検眼鏡の原理は結構簡単です．患者の瞳孔の小さな穴から目の中を覗き込む原理で，眼底の構造がよく見えるのです．障子張りの宴会場の外から障子に指で穴を開けて中で何をしているか覗きをするのとまったく同じなのです．直像検眼鏡を使う練習をしていくと，眼科医でなくとも少しは眼底の観察ができるようになります．

　また，瞳孔を散大させずに眼底写真を撮影する装置も普及していますから，多くの医師が患者さんの眼底の様子を観察できる時代になりました．体内の小さな血管の様子を観察できる眼底は，高血圧症の動脈硬化症の把握や，糖尿病の血管合併症をとらえる絶好の部位です．

　糖尿病では網膜の血管がもろくなり，点状出血，毛細血管瘤，血液から浸み出したタンパク質や脂肪の硬性白斑，さらに大きな軟性白斑，そして病状が進行すると新生血管が観察されるようになり（図8），末期では，硝子体内へ出血したり，硝子体が網膜を引っ張って網膜剥離を生じるようになります．このような**糖尿病網膜症［diabetic retinopathy］**は，1型糖尿病では発症から10年で4％，20年で50％の患者に生じます．2型糖尿病でインスリン治療を必要とするものでは，診断時に3～4％，診断から10年で10％，25年で20％といわれています[20]．総合診療医が診療する軽度からせいぜい中等度の糖尿病患者さんでの網膜症罹患は決して多くはありませんが，年に1回ぐらいは網膜のチェックをするのが標準的治療といえるでしょう．

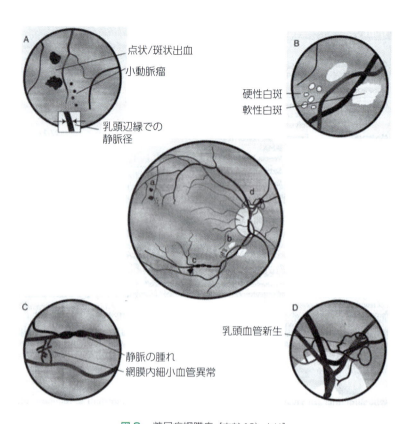

図8　糖尿病網膜症［文献19）より］

コラム1 直像検眼鏡はめだまでキス

　直像検眼鏡の使い方を学生の時に学んでも，実際に使い続ける総合診療医はあまりいません．しかし，直像検眼鏡のメカニズムは結構単純なので説明させてください．恋人同士の2人が瞳孔がちょうど合うように目と目でキス（!?）をしたとします．すると，2人は互いの網膜像を見つめ合い，理解を深めることになるのです．でも，そうですよね．実際は真っ暗で何も見えませんよね．足りないのは照明のライトだけなのです．照明のライトを加えるためだけに直像検眼鏡があると理解しましょう．もちろん，近視や遠視の人もいますから，赤や緑の数字が付いたレンズのダイヤルがついていて，補正ができるようになっているのです．レンズをゼロにしてみて直像検眼鏡で景色を見てみましょう．なんてことない，ただ穴が開いているだけなのがわかります．近視の人の目を観察するには赤の凹レンズで，遠視の人の目を観察するには緑の凸レンズで多少補正しているだけなのです．患者さんに合ったメガネをかけたままで観察すれば，補正は必要なくなり，ゼロまたはその近傍のレンズでピントが合うはずです．したがって，患者さんのメガネはかけてもらったまま観察するのがコツです．メガネレンズにコーティングがなかった昔は，直像検眼鏡が打ち出す光がメガネレンズに反射してまぶしく，メガネを外してもらう必要がありました．ですから，直像検眼鏡内蔵のレンズで一生懸命にピントを合わせて観察する必要があったのです．今のメガネレンズはコーティングされているので，メガネをかけたまま観察することで直像検眼鏡のレンズに頼る度合いが少なくなりました．たいていの近視のメガネはやや弱めに作られているので，その分を補正するための赤の凹レンズ1〜4のダイヤルのいずれかでピントが合うでしょう．

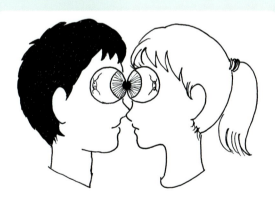

めだまとめだまでキスすればお互いの眼底が見えるのです．

直像検眼鏡の原理
We understand each other more by this way. I love you !

> **コラム2** まぶたのピクピクはまず自然治癒する

　まぶたの一部が時々ピクピクして困る症状が数週間続いているという患者さんに少なからず出会います．**眼瞼ミオキミア [eyelid myokymia]** がこの病気の正式名称です．神経根や前角の神経細胞から，勝手に目の周囲の筋肉への信号が発せられて，意に反して部分的に筋肉がピクピクする現象です．そのほとんどがさらに数週間も時が過ぎるうちに，自然に軽快して治癒します．まずは，このことを説明して安心してもらいましょう．数カ月経過しても改善しないごく少数の患者さんは，その時点でほかの病気を検討するために神経内科の不随意運動の専門家に紹介すればよいでしょう．

眼疾患でエキスパートに負けないポイント

1　ものもらいは，まぶたの縁を温めてゴシゴシ
2　充血眼では，黒目周囲に赤みが強い毛様充血に注意
3　新たな飛蚊症とピカッと光が見えるのは，網膜の危機かも
4　糖尿病では，年に1回の眼底検査を

●文献

1) The remedy and solution for terrible eye pain and eye strain（from excessive computer use）: Meibomian gland disease（MGD）（Evaporative dry eyes）（http://eye-strain.sabhlokcity.com/2011/09/meibomian-gland-diseasemgd/）.
2) FT. Lauderdale eye associates: Meibomian Gland Dysfunction（MGD）（http://www.ftleye.com/your-eye-health/eye-conditions/New-Generic-Page,53647）.
3) Wikipedia: stye（https://en.wikipedia.org/wiki/Stye）.
4) HealthTap. Whats internal hordeolum?（https://www.healthtap.com/user_questions/310772）.
5) Gilbert DN editor. The Sanford Guide to antimicrobial therapy 2015. 45th ed. Antimicrobial Therapy, Sperryville; p. 12, 2015.
6) eyeplastics：Chalazion. Chalazion 41（http://www.eyeplastics.com/chalazion-stye-meibomian-gland-disease-rosacea-treatment-of-dry-eye-disease-restasis-cyclosporin-chronic-dry-eyes-inflammation.html）
7) http://www.uptodate.com/contents/conjunctivitis?source=search_result&search=conjunctivitis&selectedTitle=1%7E150
8) Rose PW, Harnden A, Brueggemann AB, et al: Chloramphenicol treatment for acute infective conjunctivitis in children in primary care: a randomised double-blind placebo-controlled trial. Lancet 366: 37-43, 2005.

9) http://www.varga.org/conjunctivitis-GC.jpg
10) Bacterial Conjunctivitis (http://www.varga.org/Physician%20Assistant%20Photos.htm)
11) Noel Templeton Optometrists. Noel Templeton Optometrists your vision care specialist's: Allergic Conjnctivitis (http://noeltempleton.com/allergic-conjunctivitis-often-seasional/)
12) Wikipedia: uveitis (https://en.wikipedia.org/wiki/Uveitis).
13) https://commons.wikimedia.org/wiki/File:Acute_Angle_Closure-glaucoma.jpg
14) Wikipedia: uveitis (https://en.wikipedia.org/wiki/Uveitis).
15) https://commons.wikimedia.org/wiki/File:Eye_hemorrhage.jpg?uselang=ja
16) Wikipedia: Scintillating scotoma (https://en.wikipedia.org/wiki/Scintillating_scotoma).
17) East Valley opthalmology: Floaters and flashes (http://www.doctor-hill.com/patients/floaters_arizona.htm).
18) https://lh5.googleusercontent.com/-OdxCP4S5AZY/VAFZ8wxkl_I/AAAAAAAAXiI/q5IfiVGSjz8/s310/moscas.jpg
19) McGee S: Evidence-based physical diagnosis. 3rd ed. p.181. fig. 21-1, Saunders; 2012
20) Singer DE, Nathan DM, Fogel HA, et al: Screening for diabetic retinopathy. Ann Intern Med 116: 660-71, 1992.

あとがき

　執筆のお話を香坂俊先生にいただいてからは，原稿の内容をいつも考案する1年近くを過ごすことになりました．通勤バスの中で，長年にわたり愛読しているNEJMのJournal Watchで取り上げられた記事を読み直したり，UP TO DATEで記載内容の裏をとったりという作業が続きました．日本の臨床医が置かれている劣悪な労働環境ほどではないまでも，毎日びっちり10時間以上は気を張り詰め，毎日昼食を摂る時間を確保するのもやっとの診療をしながら，夜に睡魔と闘いながらの執筆でした．

　その間，家事の手助け放棄が1年間続いてしまい，子どもたちの相手も手薄になって，共働きの奥さんには大きな負担をかけました．この本が完成したのも奥さんの功績が大きいので，この場を借りて感謝したいと思います．

　そして，この本の内容の総合診療が米国で起きているわけでは決してないことにも触れたいと思います．専門分化による分業がどんどん進む米国では，診療のバラバラ化が度を過ぎて，不便によるデメリットが目立つようになりました．たいていの専門医は自分の担当する領域しか考えません．1人の患者さんをたくさんの専門医が診療することになり，医療費だけが青天井で上昇しています．
　ところが医師同士のコミュニケーションは取りにくく，患者さんがたくさんの専門医の意見をつなぐ役目を自ら必死に勉強しながらこなすようなありさまです．どんな領域でも勉強し誇りをもって医療を提供する，日本の医師の職人魂をもつような米国医師は少数なのです．

　米国医療の分業のデメリットは，総合診療をベッドサイドで実践して披露できる指導医師の減少としても顕在化しています．カンファレンスルームに引きこもって議論ばかりの指導で，ベッドサイドで患者さんを観察しながらの指導が少ないという不満が，若手研修医から聞かれることが多くなりました．

そのような状況下で，この数年間は，筆者が病棟に出向いて医学生やレジデントにベッドサイドティーチングで，総合診療のアートの力を実践して教育するようなセッションを担当してきました．ある意味では，日本のよさを米国に紹介するようなセッションであるとさえ理解しています．

　米国の医療現場にいると，日本の医療従事者の良識と善意のレベルが高いこと，職人魂が強いことをしみじみと思い返すことがあります．日本の良識的な医療への姿勢は，メディアが総合診療をテーマとして取り入れる番組をたくさん放映するという現象にも表れています．ぜひとも，この本が日本の総合診療のさらなる充実への一助になることを願います．

　今回の企画をくださり監修された香坂俊先生も私もNプログラム*の出身者であり，ニューヨークで苦楽を共にした仲間です．別の国で医学トレーニングを受けると，それまで常識として信じ切っていたことが次から次へ覆され，一から考え直さねばならないことが連発します．これを乗り越えるたびに，知識と知恵の厚みが増していきます．

　年月を経て，苦楽を共にした仲間が日本で大活躍され，私にまで執筆の機会をくださったことは感慨深く，感謝申し上げます．また，無理難題をたくさん投げかけさせていただいたにもかかわらず，素敵な感性でたくさんのイラストで本書を輝かせてくださった龍華朱音先生，煩雑な多くの業務を快く引き受けてくださった丸善出版の程田靖弘さん，堀内志保さん，そのほか皆さまに深く御礼を申し上げたいと思います．

2016年5月吉日

著　者　桑間　雄一郎

---

*Nプログラム：東京海上日動火災保険株式会社の後援で，米国での臨床研修の機会を提供する制度．1991年以来，150名以上の日本人医師が米国臨床研修医としてのトレーニングを積んできている．

索　引

●あ行

亜急性甲状腺炎　113
アキレス腱炎　40
悪性黒色腫　147
アトピー性皮膚炎　129
アレルギー性炎症　158
アレルギー性鼻炎　233

胃食道逆流症　166
一次性頭痛　53
一過性脳虚血発作　59
溢流性尿失禁　199
インフルエンザウイルス　153, 176

ヴィダール苔癬　131
ウイルス　153
ウイルス性いぼ　143
ウイルス性発疹　136
ウィルヒョウリンパ節　220
ウェーバー試験　225
運動失調　64

腋窩リンパ節　219, 221
遠位指間関節　35
円形脱毛症　138
嚥下障害　62

お尻が痛い　23

●か行

外耳炎　230, 231
外痔核　23
外耳皮膚病変　232
疥癬　137
回転性めまい　63
外麦粒腫　240
角膜炎　245
角膜ぶどう膜炎　245
かぜ症候群　175, 176, 177, 179
下腿浮腫　91
肩関節痛　31
化膿性関節炎　38
かぶれ　128, 232
肝炎　21
眼瞼ミオキミア　252
肝硬変　15, 19
肝腫大　5, 91
眼振　65
眼内炎症　242
汗疱状湿疹　133

気管　159
気管支呼吸音　181
機能性頭痛　53
機能性腺腫　112, 114
機能性尿失禁　199
偽膜性大腸炎　15
急性外耳炎　230
急性化膿性中耳炎　227, 228
急性肝不全　19
急性聴力障害　223
急性閉塞隅角緑内障　245
急性腰痛症　26
胸水　91
虚血性心疾患　76, 77
虚血性脳卒中　86
起立性低血圧　63

緊張性頭痛	53, 54, 55
くも膜下出血	50
グレーヴス病	112
クロストリジウム・ディフィシル誘発性大腸炎	15
群発頭痛	53
憩室炎	9, 11
頸静脈怒張	88
頸椎神経根	31
頸動脈内膜切除	61
頸部リンパ節	181, 219, 221
結石	10
血栓性外痔核	23
血栓溶解療法	59
結膜炎	233, 242, 243
結膜下出血	246
下痢	7
顕性アルブミン尿	109
顕微鏡的血尿	194
口角炎	140
交感神経遮断薬	73
抗凝固療法	60, 84
抗菌薬	159, 186, 227
抗菌薬関連大腸炎	15
高血圧	61, 70, 85, 103
抗血小板療法	60
抗血栓症治療	86
甲状腺機能亢進症	80, 112
肛門が痛い	23
肛門周囲膿瘍	24
誤嚥性肺炎	62
骨折	42, 45
骨粗鬆症	44, 45
鼓膜	223
ゴルフ肘	32

●さ行

細菌	153
左心耳	84
産褥後甲状腺炎	113
霰粒腫	242
子宮頸がん	207
子宮内膜がん	208
痔疾患	23
視神経炎	247
市中肺炎	152, 153
膝関節痛	37
ジベルばら色粃糠疹	135
上気道炎	168
硝子体出血	247
上前腸骨棘	11
上腕骨外側上顆炎	32
食物アレルギー	237
徐脈性不整脈	86
痔瘻	24
脂漏性湿疹	132, 232
心拡大	90
神経痛	6
進行腎がん	197
心室性期外収縮	82
滲出性中耳炎	227, 229
尋常性ざ瘡	139
心臓拡大	90
心臓超音波検査	83
心不全	85, 87, 88, 93
心房細動	60, 83, 84
蕁麻疹	134
頭痛	52
スパーリングテスト	28, 31
咳	164, 177, 179, 181
咳喘息	168
接触皮膚炎	128, 232

閃輝暗点	54, 248
喘息	159
前房出血	245
前房蓄膿	245
喘鳴	159
前立腺特異抗原	203
足底腱膜炎	40, 41
鼠径ヘルニア	11, 12
鼠径リンパ節	219, 221

●た行

帯状疱疹	6, 145
帯状疱疹ヘルペス	190
体性痛	4
脱感作療法	234
脱毛	138
樽状胸	159
痰	177, 181
胆管	6
単純ヘルペス	145, 187
単純疱疹	145
胆嚢	6
弾発指	34
中耳炎	177, 227
中枢性めまい	64, 65
聴診的打診（法）	91
直像検眼鏡	251
通風性関節炎	41
低色素性小球性貧血	209
鉄欠乏性貧血	209
テニス肘	32
伝音性難聴	226
伝染性膿痂疹	144
癜風	141
ド・ケルヴァン腱鞘炎	33

洞調律	60
糖尿病	61, 79, 85, 97
糖尿病網膜症	249
洞不全症候群	86
動脈硬化	61, 65, 108
特発性血小板減少性紫斑病	216
とびひ	144

●な行

内痔核	23
内臓痛	77
内麦粒腫	240
難聴	224
にきび	139, 140
尿膜管嚢腫	13
尿路がん	197
尿路感染症	183
脳梗塞	59, 60, 84, 85
脳神経障害	65
膿性痰	177
脳卒中	58
のどの痛み	177, 179
ノロウイルス	14

●は行

肺炎	156, 177
敗血症	217
白癬菌感染	142
拍動性頭痛	54
麦粒腫	240, 241
はげ	138
橋本病	111
播種性血管内凝固	217
バセドウ病	112, 114
発熱	181
バディテーピング	42
鼻水	156, 177
ばね指	34

脾腫	5	慢性腰痛症	26
ヒトパピローマウイルス	143	慢性B型肝炎	19
ヒトメタニューモウイルス	153		
皮膚膿瘍	150	ミオグロビン尿	197
飛蚊症	247	水虫	142
表皮嚢胞	150	見張りイボ	24
微量アルブミン尿	103, 108, 109		
		虫さされ	126
フィンケルシュタインのテスト	33	むち打ち症	29
フェリチン値	210		
腹痛	2, 5	めまい	62, 65
副鼻腔炎	177	メラノーマ	147
腹膜炎	3		
ふくらはぎの肉離れ	39	網膜	247
フラミンガムの基準	87	毛様充血	245
粉瘤腫	150	ものもらい	239

● や行

ヘバーデン結節	35	薬疹	136
ヘマトクリット値	212		
ヘモグロビンA1c	97	疣贅	143
ヘモグロビン値	212	尤度比	156, 157, 210
ヘモグロビン尿	197	輸血	212, 213, 215
変形性膝関節症	38		
扁桃腺	181	溶血性尿毒症症候群	14
扁平上皮がん	147	溶連菌咽頭炎	181

● ら行

膀胱炎	184, 186	卵円孔開存	60
膀胱がん	195, 197	卵巣がん	207, 208
ほくろ	147		
発疹	133	リウマチ	38
		リングワーム	142

● ま行

マイコプラズマ肺炎	154	裂肛	24
末梢性めまい	64		
慢性外耳炎	232	ロタウイルス	14
慢性肝炎	215	肋骨	6, 7
慢性気管支炎	159	肋骨脊柱角の圧痛	183
慢性甲状腺炎	111		
慢性単純性苔癬	131		
慢性閉塞性肺疾患	159, 160		

● A〜G

ACE 阻害薬（angiotensin-converting enzyme inhibitor）	72, 73, 103
acne vulgaris	139
ACOS（asthma-COPD overlap syndrome）	159
acute angle-closure glaucoma	245
acute gout	41
acute low back pain	26
alopecia areata	138
anal fissure	24
anal fistula	24
androgenic alopecia	139
angular cheilitis	140
anticholinergic agent	202
AOM（acute otitis media）	228
ARB（angiotensin receptor blocker）	72, 74
ataxia	64
atheroma	150
atopic dermatitis	129
atrial fibrillation	83
atrioventricular block	86
ATS（American Thoracic Society）	155
auscultatory percussion	91
axillary lymph node	219
B 型肝炎	17, 18, 19
Barany test	66
barrel chest	159
Basedow's disease	112
BTS（British Thoracic Society）	154
buddy taping	42
C 型肝炎	20, 21
CAS（carotid artery stenting）	61
CEA（carotid endarterectomy）	61
Centor Score	181
cerebral infarction	84
cervical lymph node	219
CHADS$_2$ スコア	85, 86
chalazion	242
chronic low back pain	26
ciliary flush	245
community-acquired pneumonia	152
conjunctivitis	243
contact dermatitis	128
COPD（chronic obstructive pulmonary disease）	159, 160
costovertebral angle tenderness	183
CRB65/CURB65	153, 154
CVD（cerebrovascular disease）	58
De Quervain tenosynovitis	33
diabetic retinopathy	249
diastolic dysfunction	93
DIC（disseminated intravascular coagulation）	217
DIP（distal interphalangeal joint）	35
Dix-Hallpike テスト	62, 66
DM（diabetes mellitus）	97
epidermal cyst	150
external hordeolum	240
eyelid myokymia	252
Finkelstein test	33
floater	247
gastrocnemius tear	39
Graves' disease	112

● H〜N

Hashimoto's disease	111
HbA1c（hemoglobin A1c）	97, 98, 99, 101
Heberden's node	35
hepatomegaly	91
herpes simplex	145
herpes zoster	145
Holter electrocardiograph	80
hordeolum	240

HPV (human papillomavirus)	143
Ht (hematocrit)	212
HUS (hemolytic uremic syndrome)	14
hypochromic microcytic anemia	209
IDSA (Infectious Diseases Society of America)	155
impetigo	144
inguinal lymph node	219
internal hordeolum	240
iron-deficiency anemia	209
ITP (idiopathic thrombocytopenic purpura)	216
JVD (jugular vein distension)	88
Kegel exercise	199, 200
keratitis	245
keratouveitis	245
lichen Vidal	131
lower leg edema	91
LR (likelihood ratio)	156
macroalbuminuria	109
malignant melanoma	147
microalbuminuria	103, 109
migraine	53
moderately increased albuminuria	109
mycoplasma pneumonia	154

● O〜Z

OME (otitis media with effusion)	229
orthostatic hypotension	63
perianal abscess	24
PFO (patent foramen ovale)	60
pityriasis rosea	135
pleural effusion	91
pneumococcal pneumonia	152

postherpetic neuralgia	146
PSA (prostate specific antigen)	203
psychogenic headache	54
PVC (premature ventricular complex)	82
ring worm	142
RSウイルス	153, 176
scabies	137
scintillating scotoma	248
seborrhea	132
sentinel pile	24
septic/pyogenic arthritis	38
septicemia	217
spurling test	28
squamous cell carcinoma	147
SSS (sick sinus syndrome)	86
stye	240
SU剤 (sulfonylurea compound)	101
subconjunctival hemorrhage	246
TACO (transfusion-associated circulatory overload)	213
tendinosis	32
thrombosed external hemorrhoid	23
thunderclap headache	49
tinea versicolor	141
TRALI (transfusion related acute lung injury)	213
TSH (thyroid stimulating hormone)	110, 111, 112, 115
urticaria	134
vertigo	63
Virchow's lymph node	220
wart	143
Watchman device	60, 85
Weber's test	225

極論で語る総合診療

平成28年 6 月30日　発　　　行
令和元年10月10日　第 4 刷発行

著作者　桑　間　雄一郎

監修者　香　坂　　俊

発行者　池　田　和　博

発行所　丸善出版株式会社
〒101-0051 東京都千代田区神田神保町二丁目17番
編集：電話 (03) 3512-3262／FAX (03) 3512-3272
営業：電話 (03) 3512-3256／FAX (03) 3512-3270
https://www.maruzen-publishing.co.jp

© Yuichiro Kuwama, Shun Kohsaka, 2016

組版印刷・富士美術印刷株式会社／製本・株式会社 松岳社
ISBN 978-4-621-30040-4　C3047　　　　Printed in Japan

JCOPY 〈(一社)出版者著作権管理機構 委託出版物〉
本書の無断複写は著作権法上での例外を除き禁じられています．複写される場合は，そのつど事前に，(一社)出版者著作権管理機構(電話03-5244-5088, FAX03-5244-5089, e-mail：info@jcopy.or.jp)の許諾を得てください．